现代医院管理与实践研究

卜亚楠 崔 蕾 杨 蕾◎著

线装书局

图书在版编目（CIP）数据

现代医院管理与实践研究/卜亚楠,崔蕾,杨蕾著.
-- 北京：线装书局，2023.9
　　ISBN 978-7-5120-5690-9

　　Ⅰ.①现… Ⅱ.①卜… ②崔… ③杨… Ⅲ.①医
院－管理－研究 Ⅳ.①R197.32

中国国家版本馆CIP数据核字(2023)第171928号

现代医院管理与实践研究
XIANDAI YIYUAN GUANLI YU SHIJIAN YANJIU

作　　者：卜亚楠　崔　蕾　杨　蕾
责任编辑：林　菲
出版发行：**線裝書局**
　　　　地　　址：北京市丰台区方庄日月天地大厦B座17层（100078）
　　　　电　　话：010-58077126（发行部）010-58076938（总编室）
　　　　网　　址：www.zgxzsj.com
经　　销：新华书店
印　　制：北京四海锦诚印刷技术有限公司
开　　本：787mm×1092mm　　1/16
印　　张：12
字　　数：245千字
版　　次：2023年9月第1版第1次印刷
定　　价：88.00元

线装书局官方微信

作者简介

卜亚楠，女，汉族，山东财经大学公共管理硕士，高级经济师，济南医学会第一届医疗保险专业委员会委员。代表作有《基于"新常态"下医保基金监管的完善策略探究》《医院医保管理方法及会计核算分析研究》《医院医保控费信息化管理措施及成效的实践探究》《大数据分析在医院医保管理中的实践与探究》《公立儿童医院医患关系的影响因素研究——以 JN 市儿童医院为例》。

崔蕾，女，山东济南人，1978 年 12 月生，2021 年毕业于潍坊医学院卫生事业管理专业，2008 年获得公共卫生硕士学位，山东省公共卫生临床中心统计师，主要从事医疗机构管理工作。

杨蕾，吉林大学文学学士、管理学硕士，现就职于吉林大学口腔医院，担任宣传统战办公室副主任，负责医院对外宣传、全媒体建设、文化建设、院史馆建设管理、院史编撰、舆情监测管理及统战工作。主持建设的医院微信公众号获得 2022 年度吉林省健康科普大赛网络账号类三等奖、吉林大学"年度服务网络贡献奖"。

前　言

　　医院管理是卫生医疗体系中至关重要的一环，其高效与否直接关系到患者的医疗体验和治疗效果。随着医疗技术的不断进步和医疗需求的增加，医院管理在现代社会扮演着愈发重要的角色。良好的医院管理可以提高医疗资源的利用效率，优化医疗流程，确保医疗质量，降低医疗事故的发生率，进而满足广大患者的多样化需求。然而，医院管理也面临诸多挑战，如患者就医难、医患关系紧张、医疗纠纷频发等问题，都需要医院管理者具备高度的责任心和应变能力。因此，构建科学合理的医院管理体系，培养专业的医院管理人才，将是未来医疗领域发展的重要方向之一。

　　基于此，本书围绕现代医院管理与实践展开研究。全书以医院管理基础及其体系构建为切入，探讨医院经济活动分析的意义、原则及程序、方法与组织；进而围绕医院财务管理、医疗设备档案管理、医疗耗材档案管理和医院人力资源管理阐释医院管理的基本内容；接着着重研究医院全面预算管理与保障、医院成本管理与控制研究、现代医院经济运营内部控制、现代医院的文化建设与实施的相关内容；最后紧扣时代脉搏，探索了医院经济管理的模式创新、医院技术发展与智慧医院建设。本书全面涵盖了医院管理与经济领域的关键议题，为医院管理者提供了指导和实践参考，以应对现代医疗环境的挑战和机遇。

　　全书理论观点新颖、论述深刻，具有较强的理论性、实践性和指导性，对医院管理的研究学者、工作者以及爱好者有学习和参考的价值。

　　本书在写作过程中，得到许多专家、学者的帮助和指导，在此表示诚挚的谢意。由于笔者水平有限，加之时间仓促，书中所涉及的内容难免有疏漏之处，希望各位读者多提宝贵的意见，以便笔者进一步修改，使之更加完善。

目　录

第一章　医院管理基础及其体系构建

第一节　医院与医院管理的基础知识

医院管理在现代医疗体系中占据着举足轻重的地位，它直接关系到医疗资源的配置和医疗服务的质量。

一、医院的基础知识

（一）医院的定义及条件

医院是以诊疗疾病、照护病人为主要目的的医疗机构。具体来说，医院是运用医学科学理论和技术，对病人或特定人群进行防病、治病，提供保健服务的场所，备有一定数量的病床、医务人员和必要的设备，通过医务人员的集体协作，以达到对住院或门诊病人实施诊疗、护理与防病工作的医疗事业机构。

从定义上我们可以看出，构成一所医院应具备下列基本条件：

第一，医院应有正式病房和一定数量的病床设施，应有能力为住院病人提供合格与合理的诊疗、护理和基本生活服务。以实施住院诊疗为主，一般设有相应的门诊部。

第二，应有基本的医疗设备，至少应设立药剂、检验、放射、手术及消毒供应等医技诊疗部门。

第三，应有相应的、系统的人员编配，包括卫生技术人员、行政和后勤人员等，各类人员分工协作，以构成整体医疗功能。

第四，医院应具备基本的医疗、休养环境及卫生学管理设施。同时，也应有相应的工作制度与规章制度，包括组织制度、人事制度、医院医疗质量管理制度等。

（二）医院的类型及特点

1. 医院的不同类型

按照不同的标准，医院可以划分为不同类型。常见的分类方法如下：

按医疗技术水平及服务层次划分，医院可分为一级、二级和三级医院。一级医院主要是农村乡、镇卫生院，城市街道卫生院，地市级的区医院和相当规模的工矿、企事业单位的职工医院，它们是直接为社区提供医疗、预防、保健、康复综合服务的基层医院，位于三级医疗网的底部。二级医院主要是指各地一般市及县医院以及省、直辖市的区级医院，是跨几个社区提供医疗卫生服务的地区性医院和地区性医疗预防技术的中心，是三级网的主要层次。三甲医院主要指中央、省、直辖市直属的城市大医院及医学院校的附属医院，它们是医疗、科研、教学的技术中心，位于三级网的顶部。

按服务范围，医院可分为综合医院和专科医院。综合医院一般指设有一定数量的病床，分设内科、外科、妇产科、眼耳鼻喉科等各种专业及药剂、检验、放射等医技部门并配以相应人员、设备的医院。儿童医院和中医医院实际是综合医院的一种特例。专科医院是指为了防治某些特定疾病而设立的医院，如传染病（医）院、精神病（医）院、结核病（医）院以及妇产科医院、口腔医院、眼科医院、胸科医院、肿瘤医院等。综合医院和专科医院存在互补关系。一方面，综合医院开展重点学科建设，以重点学科带动一般学科；另一方面，专科医院（尤其是城市的传染病医院）随着某些疾病（如传染病）的控制和综合医院服务规模和服务范围的不断扩大，门诊就诊量有下降趋势。因此，有些专科医院在完成既定任务的前提下，为适应社会需求的变化，逐渐开始扩大服务内容，部分医院有向综合性医院发展的倾向。

按运行目标，医院可分为营利性医院与非营利性医院。营利性医院的运行目标主要以盈利为导向，追求经济效益和市场竞争力。在许多国家，营利性医院是由私人企业或股东所有，并以盈利为主要目标，同时提供医疗服务。而非营利性医院的运行目标并不以盈利为主要目的。非营利性医院通常由政府、教育机构、宗教组织、慈善机构或社会团体运营。虽然非营利性医院也会收取一定的医疗费用，但盈利不是其首要目标。

2. 医院的工作特点

医院的服务对象主要是病人与社会人群，服务手段是医学科学技术，服务目标是保证医疗质量和医疗效果，促进人民健康。这些是医院的基本特点，此外，医院在其服务的过程中还有一些具体的工作特点。

第一，医院必须以医疗为中心，一切为了病人。保证医疗质量和医疗安全应为医院生存的根本，医院的一切部门都要围绕诊疗疾病来进行工作，尽可能争取最佳的医疗效果。

第二，医院工作的科学性和技术性。医学科学技术是医院诊治病人的手段，而人体又是极为复杂的机体，这就决定了医务人员必须具有全面的理论知识、熟练的技术操作能力和丰富的临床经验，方能胜任医疗任务。

第三，医院工作的整体性与协作性。医院工作需由多种专业技术人员共同参与、分工协作才能完成。具体表现为医护之间、临床医技之间、医疗与后勤之间的多方协调、密切配合。

第四，医院工作的随机性与规范性。由于疾病种类繁多，病情千变万化，个体差异巨大，再加上一些突发的抢救任务和灾害事件，医院的工作面临着很大的随机性。医院的工作对象是人，必须强调医疗工作程序、技术操作的规范性，明确岗位责任制，制定各项规章制度，以保障医院各项任务及时、顺利、准确完成。

第五，医院工作的时间性和连续性。时间就是生命。医院在诊断、治疗与抢救病人的过程中必须分秒必争，同时要求对病情的变化必须作连续的观察和监测，及时处理一切可能发生的问题。

（三）医院的基本功能

随着医学科技的发展、医学模式的转变以及人们对疾病与健康概念认识的深化，医院的功能已逐渐从单纯的诊疗、护理病人，向疾病的预防和康复方面发展。

1. 医疗功能

医疗是医院的主要功能和中心任务。诊疗、护理两大业务为医疗工作的主体，并和医院的医技及其他辅助科室协作配合形成医疗整体。医院医疗一般分为门诊医疗、住院医疗、康复医疗和急救医疗。门诊、急诊医疗是医疗工作的第一线，住院医疗是对较复杂或疑难危重病人进行诊疗的重要方式。康复医疗是利用理疗或体育、心理等方法对由于疾病或外伤等原因造成的功能障碍进行诊治和调节，以促进体能和器官功能恢复到良好状态。

2. 教育功能

临床医学是实践医学，一个合格的医务人员不可缺少医院实践训练和技能培养。因此，除了承担医疗服务的任务外，医院还应承担一定的教学任务。按医学教育的对象划分，医院的医学教育可分为：①医学院校学生临床教育与毕业实习；②毕业后继续教育；③继续医学教育。无论哪一层次、哪一类型的医院，医学教育总是其基本任务之一，只是各医院的医学教育任务占医学任务的比重不同而已。

3. 科研功能

疾病诊断和治疗的复杂性及其临床上新问题、新困难的不断出现使科研成为医院的另一项重要任务。医学的许多课题，首先是在临床实践中提出，又通过临床观察和实践得以完成，并以此来实现医疗质量的提高和医疗技术的发展。

4. 预防和社区卫生保健服务功能

要提高居民的健康水平，单凭院内的医疗服务是很难实现的。随着医学模式的转变，加强预防和社区卫生保健工作已成为医院的一个发展方向。医院必须对社会保健作出自己的贡献，要做好扩大预防、指导基层和开展计划生育的技术工作，同时要开展健康咨询、门诊和住院体格检查、疾病普查、妇幼保健指导、卫生宣教等业务。

（四）医院的发展方向和趋势

现代医院应适应现代医学科学的发展和医学模式的转变，为病人提供高水平、高质量的医疗服务。我国的医院在医疗技术、专业结构、服务功能、管理水平等方面将面临以下发展方向和趋势：

第一，广泛应用现代科学技术的新成就。随着现代科学技术对医学领域的渗透，临床医学和实验医学研究的结合日趋紧密，新学科、新专业也不断涌现。越来越多的现代科学技术的新成就应用于临床上的治疗和诊断。现代医院不仅要加强临床研究，还要建立实验室及实验学科、配备实验人员，对医生则要求有一定比例的时间从事临床试验工作。

第二，专业分科精细和多学科协作。专业分科精细是现代医学发展的必然趋势，现代医院的专业分科越来越细并迅速发展了一些新的专科，如急救医学、老年医学、临床遗传学、社会医学等，这为进一步对疾病作细微观察和深入研究提供了更为有利的条件。人的机体是一个有机整体，因此在高度专业化的基础上，仍需各科协作、共同防治。现代医院实行多种综合，加强横向联系，建立各种诊治中心，如癌症治疗中心、心血管治疗中心、器官移植中心等。

第三，医疗设备和医院建筑的现代化。和技术相适应的医院硬件设施是医院现代化的物质基础和重要标志。目前，医疗设备质量高、更新快，并正向精密化、细微化、高效化、无创伤方向发展。在建筑上，大多采取集中式高层建筑，建筑标准高，普遍使用自动门、室内空调、无线传呼系统、无菌气流手术室等。另外，为了给病人创造一个良好的治病养病环境，医院的环境正逐步向家庭化、艺术化发展。

第四，医院从医疗型逐步向医疗、预防、保健型转化。随着现代医学发展的整体化趋势，医疗、教学、科研、预防四项任务相辅相成，成为医院生存和自身发展不可分割的整体。特别是当前疾病谱的变化，威胁人类的疾病在死因中占前三位的分别是心血管疾病、肿瘤及意外伤害。这些疾病的发生、发展和治疗，仅靠控制生物、物理和化学因素是远远不够的，还要控制遗传、行为、心理因素和生活方式、社会环境因素的影响。这就要求医院的服务功能必须从治疗服务扩大到预防服务，从技术服务扩大到社会服务，从生理服务扩大到心理服务，从院内服务扩大到院外服务（包括家庭医疗服务、临终服务等），实现服务功能的全方位拓展。

第五，医院管理的科学化、系统化、信息化。现代化的医院不仅需要现代化的技术水平，更需要高层次的管理水平。对医院的管理者来说，应该掌握现代化的管理方法，以科学的管理思想来指导医院的各项管理工作。科学化强调管理的标准化、制度的规范化、组织结构的合理化等。医院的管理还应强调系统性，应达到整体功能与系统层次的优化组合，以提高工作效率与效能。另外，只有对信息及时准确的收集、分析、处理，才能进行有效的管理，针对医院信息量大且复杂的情况，医院信息系统的建立也必将成为现代化医院的必由之路。

第六，注重人才建设，大力培养专业技术队伍和管理队伍。医院的发展与高质量的医疗水平关键在人。现代化的医院应重视人才，重视在职培训，建设一支掌握现代科学技术、现代医院工程技术和现代管理科学的队伍。在管理结构上，院长及医院高层的管理者将由技术型硬专家逐渐被管理型软专家所替代。作为医院的管理者，还应高度重视人的积极性和创造性的发挥，建立有效激励机制，充分实现人才组合的最大效用。

二、医院管理的职能及现代化发展

医院管理是指根据医院的环境和特点，运用现代管理理论和方法，通过计划、组织、控制、激励和领导等活动，使医院的人力、物力、财力、信息、时间等资源得到有效配置，以期更好地实现医院整体目标的过程。医院管理活动的目的是要在有限的医疗卫生资源条件下，以充分实现医院的最佳社会效益和经济效益，发挥医院的整体效能并创造出最大的健康效益。医院管理的主要任务是认真贯彻执行国家的卫生方针政策，增进医院发展活力，充分调动医院及医务人员的积极性，不断提高医院服务质量和效率，更好地为人民健康服务，为构建社会主义和谐社会服务。

（一）医院管理的职能分析

所谓职能是指人、机构或事物应有的作用。管理职能是管理系统功能的体现，是管理系统运行过程的表现形式。管理者的管理行为，主要表现为管理职能，每个管理者工作时都在执行这些职能中的一个或几个。医院管理的职能主要是管理职能在医院工作实践中的运用，通常包括计划职能、组织职能、控制与协调职能、激励职能、领导职能等。现结合医院管理的具体内容，逐一作出说明。

1. 计划职能

计划是管理的首要职能。计划是对未来方案的一种说明，包括目标、实现目标的方法与途径、实现目标的时间、由谁完成目标等内容，是管理工作中必不可少的重要内容。计划贯穿于整个管理工作中，具有如下特点：目的性，即计划工作为目标服务；第一性，管理过程中的其他职能都只有在计划工作确定了目标后才能进行；普遍性，计划工作在各级管理人员的工作中是普遍存在的；效率性，计划要讲究经济效益；重要性，计划是管理者指挥的依据，进行控制的基础。

计划工作也是医院管理的首要职能，主要包括确定医院目标、实现目标的途径和方法等，而目标又可分为医院的整体目标和部门的分目标。按照计划所涉及的时间分类，可以分为长期计划、中期计划和短期计划。长期计划是战略性计划，它规定医院在较长时期的目标，是对医院发展具有长期指导意义的计划；短期计划通常是指年度计划，它是根据中长期计划规定的目标和当前的实际情况，对计划年度的各项活动所作出的总体安排。中期计划介于长期计划和短期计划之间，是指今后一段时间内，医院的发展步调、重点任务等。

按照计划内容来分，可分为整体计划和部门计划。整体计划是对整个医院都具有指导意义的计划，如医院总体发展规划。部门计划是医院科室和部门的工作计划，如医疗计划、药品计划、财务计划、人员调配计划、物资供应计划、设备购置计划、基建维修计划等。

计划工作是一种特定的管理行为，是医院各级管理者所要完成的一项职责，是一种预测未来、设计目标、决定政策、选择方案的连续程序。所以在制订计划和目标时，要进行调查研究和预测，并在此分析比较的基础上，作出最优的选择。

2. 组织职能

组织是为达到某些特定目标，经由分工和合作及不同层次的权利和责任制度而构成的人的集合。实现计划目标，要建立有效的、连续性的工作系统。这个系统包括体制、机构的建立和设置，工作人员的选择和配备，规定职务、权限和责任，建立工作制度和规范，同时建立有效的指挥系统，使单位的工作有机地组织起来，协调地发展。组织有以下基本含义：目标是组织存在的前提，组织是实现目标的工具，分工合作是组织运转并发挥效率的基本手段，组织必须具有不同层次的权利和责任制度，组织这一工作系统必须是协调的。

医院组织是指为了实现医院目标，以一定的机构形式，将编制的人员群体进行有机组合，并按一定的方式与规则进行活动的集合体。医院组织是组成医院的基本机构，是医院进行各项活动的基本条件，也是整个医院管理的基础。医院组织设置的原则主要考虑以下几点：管理宽度原则，一个领导者有效指挥下属的人数是有限的；统一指挥原则，一个人只能接受一个上级的命令和指挥；责权一致原则，赋予责任的同时，必须赋予相应的权力；分工协作的原则，按照不同专业和性质进行合理分工，各部门也要协调和配合；机构精简原则，保证机构正常运转情况下配置少而精的管理人员。医院组织机构的设置，要从医院的工作性质和任务规模出发；适应自身的职能需要。组织工作就是为了实现医院的共同目标，需要建立有效的、连续性的工作系统，而建立这个系统所采取的行动过程。医院组织工作的一般程序为确定医院目标、设置组织结构、合理配置资源、授予相应权责利、协调沟通各方关系等。

3. 决策职能

在医院经营管理活动的始终及各个方面都贯穿着一系列的决策活动。例如，办院方针、工作规划、质量控制、人事安排、干部培训、财务预算、设备更新等都要作出合理的决定，即决策。从我国医院管理的现状来看，与小生产方式相适应的经验决策尚占主导地位，随着社会和医学科学的发展，决策在现代医院管理中的作用越来越大，地位也越来越重要。这就要求医院管理者在进行决策时，必须从战略到战术，从微观到宏观，从医疗保健的经济价值到社会效果，经过周密的方案论证和各种技术经济的分析比较，作出科学合理的决策，以摒弃单纯靠个人"拍脑袋""想当然"而作出错误判断。

4. 协调职能

医院工作是多部门、多学科专业化协作的科技工作，这就必须加强协调管理，才能保证各部门步调一致，密切配合。同时医院作为卫生系统内的一个组成部分，目的从属于系统的总目的，功能与其他组成部分互补。因此，客观上还要求医院与卫生系统内其他组织相互协作，充分发挥卫生系统的整体功能。医院协调的内容有：①对医院成员的协调；②对组织活动过程的协调。

5. 控制职能

医院不论是惯性运作还是各项工作计划的执行，都必须在有控制的条件下进行。控制是一种有目的的主动行为。医院的各级管理人员都有控制的职责，不仅对自己的工作负责，而且必须对医院整体计划和目标的实现负责。控制工作离不了信息的反馈，在现代化医院中建立医院信息系统将会成为管理者进行控制工作、保证管理工作沿着医院的目标前进的一种重要手段。

6. 领导职能

领导是在一定的社会组织或群体内，为实现组织预定目标，领导者运用法定权力和自身影响力影响被领导者的行为，并将其导向组织目标的过程。领导的基本职责，是为一定的社会组织或团体确立目标、制定战略、进行决策、编制规划和组织实施等。

领导职能是领导者依据客观需要开展一切必要的领导活动的职责和功能，医院领导的基本职能包括规划、决策、组织、协调和控制等。有效的领导工作对于确保医院高效运行并实现其目标至关重要。从我国医院管理现状来看，领导者在现代医院管理中的作用越来越大，地位也越来越重要。领导的本质是妥善处理好各种人际关系，其目的是形成以主要领导者为核心、团结一致为实现医院发展目标而共同奋斗的一股合力。我国医院的领导体制也在不断变化之中。自1991年以来，我国公立医院的领导体制多实行院长负责制，也有少部分为党委领导下的院长负责制；而在一些股份制医院、民营医院、合资医院则有不少实行的是董事会领导下的院长负责制。院长负责制是目前我国医院领导体制的主体形式，在该体制下医院院长对医院行政、业务工作全权负责，党委行使保证监督的职能，职工通过职工代表大会参与医院的民主管理与民主监督。公立医院院长受政府或其下属机构委托全权管理医院，对行政、业务工作全面负责，统一领导。当前，新一轮的医药卫生体制改革正在全面深化的过程中，我国医院的领导和管理体制也必将会随之发生相应的改变。

7. 激励职能

激励是指人类活动的一种心理状态，它是具有加强和激发动机，推动并引导行为使之朝向预定目标的作用。激励有助于激发和调动职工的积极性，这种状态可以促使职工的智力和体力能量充分地释放出来，产生一系列积极的行为；有助于将职工的个人目标与组织目标统一起来，使职工把个人目标统一于组织的整体目标，激发职工为完成工作任务作出贡献，从而促使个人目标与组织目标的共同实现；有助于增强组织的凝聚力，促进内部各组成部分的协调统一。

医院管理者要对职工进行培训和教育，充分激励职工的积极性、创造性，不断提高业务水平，更好地实现目标。正确的激励应遵循以下原则：目标结合的原则，将医院组织目标与个人目标较好地结合，使个人目标的实现离不开实现组织目标所做的努力；物质激励与精神激励相结合的原则，既要做好工资、奖金等基本物质保障的外在激励，也要做好满足职工自尊心和自我实现的内在发展激励；正负激励相结合的原则，即运用好奖励和惩罚两种手段进行激励约束。

目前医院激励职工的手段与方法包括：①物质激励。在物质激励中，突出的是职工的工资和奖金，通过金钱的激励作用满足职工的最基本需要。②职工参与管理。参与管理是指在不同程度上让职工和下级参与组织决策和各级管理工作的研究和讨论，能使职工体验到自己的利益同组织利益密切相关而产生责任感。职工代表大会是目前医院职工参与管理的主要形式之一。③工作成就感。使工作具有挑战性和富有意义，满足职工成就感的内在需求，也是激励的一种有效方法。④医院文化建设。通过建设富有特色的医院文化，增强职工的凝聚力和归属感，从精神上激励职工产生自尊和责任感。

（二）医院管理的现代化发展

医疗行业的不断进步使现代化医院管理成为一种发展趋势。通过现代化发展不仅能够使医院管理变得更加规范，而且还能够大幅提高医院档案管理质量。现如今，在医院的高速发展进程中，医院发展的实际需求，促使医院的管理工作的持续创新，通过对管理方式进行合理优化，能够实现现代化管理，从而促使医院管理的全方位发展。因此，有必要对现代化医院管理进行研究。

1. 管理理念人性化

在医院管理中，需要面对的主要管理对象便是医务人员以及病患，现代化管理理念需要将以人为本作为基础，尽量满足医院管理对象的实际需求，从而确保能够在管理期间调动管理对象的积极性，提高管理效果。对于医务人员而言，作为给医院病患提供服务的主要力量，其工作积极性非常关键，所以在管理期间可以围绕以下三个方面来加强医务人员的工作积极性：

第一，关心。关心是体现医院人文关怀的重点内容，通过加强对医务人员的关心，提高对医务人员的支持，能够抚慰医务人员的精神世界。而且通过对新进员工进行教育、引导、谈心，还能够促使新人快速成长，尽快成为医院中的核心人才。

第二，激励。激励主要是物质激励与精神激励相结合，通过帮助医务人员设置短期目标，提高医务人员的工作积极性。

第三，机制。机制是一种长期规范的制度，制定期间必须保证制度的科学性，并秉承奖优罚劣、公平公正的原则来不断完善制度，在医院中创造一个人人平等的发展环境。

2. 管理方式信息化

现如今，信息技术发展成为科技发展过程中的主要标志，医院管理想要实现现代化，就需要从信息技术入手，通过加强信息技术的应用，提高医院管理期间的工作效率，从而为医院带来更多社会效益与经济效益。

为了保证医院能够持续掌握前沿管理技术，还应该通过构建信息平台帮助管理人员及时了解国内外的相关信息，从而提高医院的管理质量。就目前而言，我国医院的全方位信息化建设虽然已经获得了一定成效，但是依然具有非常大的发展空间，在信息化的过程中，需要通过提高覆盖面与信息源的方式来发挥出信息共享的作用，而已有的信息则需要同时作用在诊疗以及部门管理中，并在使用期间对医院管理中的战略性决策作出分析，保证决策准确性，以此来提高医院管理效果。

3. 管理体制科学化

在医院管理过程中，管理体制应该积极落实院科二级负责制，通过这种制度来促使医院管理体系变得更加规范。副院长的主要责任是协助院长开展管理工作，其职位数量应该根据院长需求来决定，但是每一名副院长的工作分工不应该出现交叉的情况，而且还应该保证不同副院长其知识结构的合理性，以此来保证每一名副院长都能够在自己的专业领域中发挥出自己的个人能力。

对于医院的职能部门而言，应该通过精简合并来避免出现职能交叉的情况，否则容易产生责任落实不到位的情况发生。医院管理制度在优化期间需要保证优化的合理性，确保能够结合医院的实际情况来提高管理的实际质量。

4. 管理队伍专业化

在医院发展过程中，医院管理能力非常重要，医院管理作为与医疗技术门类不同的社会科学，能够帮助医院大幅提高管理能力。在医院中，管理队伍的重要性毋庸置疑，部分医院选择了专家型管理者，这部分管理人员具有极其深厚的医疗技术，是医院医疗队伍中的核心人才。

医院管理人员需要在管理期间面对市场经济为核心的发展环境，这种发展环境同样会令其感到力不从心。由于专家型管理者往往需要在日常工作中通过兼顾医院管理与医疗业务，这种情况会导致其面对的压力大幅提高，从而导致精力受到严重影响。所以在现代化医院管理中，管理队伍职业化是一种提高医院管理水平的发展道路，有很多成功经验值得我国借鉴。结合我国当前的发展情况，管理职业化值得医院进行探索，作为一种中长期规划，通过确立目标以及实现办法，能够找出适合医院开展的有效方案，促使医院管理队伍得到优化。

在此期间，专家型管理人员同样可以发挥出应有的作用，通过对其进行约束，限制业务数量，能够帮助管理人员节约更多精力。为了保证管理队伍能够在工作中履行自己的职责，还应该限制其兼任科主任，而且在管理人员上岗之前，要通过加强培训，以此来保证医院管理效果。

三、医院精细化管理

医院精细化管理，是医院为适应集约化和规模化生产方式，建立目标细分、标准细分、任务细分、流程细分，实施精确计划、精确决策、精确控制、精确考核的一种科学管理模式。精细化的对立面是马虎化，也就是"大约""差不多"和"大概"等。医院精细化管理，对医院来说，是一种新的挑战，是将医院管理或执行的过程严格按照规范化的要求，精益求精、细致周到地力求做到完美的过程。精细化管理最基本的特征就是重细节、重过程、重基础、重具体、重落实、重质量、重效果，讲究专注地做好每一件事，在每一个细节上精益求精、力争最佳。医院精细化管理的本质就在于它是一种对医院发展战略和目标分解细化和落实的过程，是让医院发展的战略规划能有效贯彻到每个环节并发挥作用的过程，同时也是提升医院整体执行能力的一个重要途径。

（一）医院开展精细化管理的背景

随着医院改革的发展，医疗卫生行业发生了很大的变化。同时医院的竞争已进入白热化，加上医改方面的原因，医院的发展压力越来越大。医院精细化管理的新背景主要是体现在以下方面：

1. 医改政策促使医院必须精益管理

在过去以药养医、在政府投入严重不足的背景下，医院面对医改的应对措施和实现途径主要有三种：一是通过价格调整机制补偿。二是政府投入补偿。三是医院提升内部管理，实现增收节支。第一种方式价格调整机制补偿的作用是有限的。病人的负担不能增加，同时还受到物价管理部门的限制，调整收费价格上升空间有限。第二种方式由于是以地方财政补偿为主，能补偿多少受不同地方财政的实力的影响，其补偿是有限的。第三种方式尽管影响是有限的，但因为由医院主导的，对医院的作用也是持续的、有效的。

因此，面对医改，医院需要更精细的成本管理，内部控制等一系列精细化管理措施来实现医院价值提升，同时绩效考核是医院面对新医疗政策的重要应对措施和实现途径。[①]精细化管理是科学管理中比较高的层次，也是医院管理现代化的一个新的要求。所以，不

---

① 李婷. 医院精细化管理的实践与体会［J］. 中国科技投资，2021（22）：91-92.

管医院怎么样改革，医院首先要做好自己的事情，强身健体。

2. 医院行业竞争逐渐白热化

随着医疗卫生行业改革的进行，行业间的竞争也日趋激烈。在有限的资源中，只有具有战略的眼光、独特的文化、科学的管理、独具特色的技术、温馨周到的服务及合理的价格，才能在激烈的市场竞争中抢占先机。精细化管理将成为医院生存和发展的基本条件。

3. 医院管理的内在需求迫使

医院管理由惯性运行转向规范化、制度化运行，必须使各项规章制度、操作流程及管理模式落实在实际工作中的各个细节，而不仅仅停留在墙上和纸上。全体职工明确自身岗位职责，牢记核心制度，严格执行技术操作规程，从而有效地防范医疗纠纷。在医院实际的经营管理中，把精细化管理的侧重点放在了医疗安全、质量管理、经营运作管理、人才管理等几个方面，坚持"业务工作求精求实、制度措施求全求细、标准要求求严求高"的工作理念，尽快步入正规化、规范化和科学化管理轨道，确保目标顺利实现。

随着我国医疗行业的不断发展，医疗事业改革不断推进，在医院管理中引入精细化管理，并按市场化运作已势在必行。因此，为了实现具有核心竞争力的现代化医院的战略目标，针对医院在快速发展中所面临的问题，使医院管理由粗放式管理向精细化管理转化、由随意性管理向制度化管理转化、由经验式管理向科学化管理转化、由管理医院向经营医院转化、由机会型向战略型转变，从而实现医院可持续发展，增强医院核心竞争力，医院管理层适时提出开展精细化管理，这是医院长远发展的必要，也是市场变革的需要。精细化管理是科学管理的较高境界，它是运用程序化、标准化和数据化的手段，使组织管理的各单元精确、高效、协同和持续运行。

目前在国内医院的医疗系统中实行精细化管理已逐渐开始普及并逐渐受到重视，但在医院内部如何开展精细化管理还没有过系统全面的论述和实践。这也是我们研究医院运营精细化的原因。随着医院精细化管理的趋势不可逆转，尽早发现一条适合医院运营精细化管理方案是提升医院系统整体管理水平的必由之路。

（二）医院精细化管理的必要性

第一，优化流程，合理利用资源。高效、便捷的流程是节省人力、提高工作效率、明确责任的最有效措施。由于历史原因和不良工作习惯，一些工作流程阻碍了医院发展。优化流程可使现有人力资源得到最大限度的发挥，使许多工作在团队的有机配合下，既节省时间又提高效率，同时还可减少部门间的互相推诿。但流程的落实必须与绩效考核相结合，流程才具有生命力。

第二，医院经营需低成本运行。成本管理是为了利润最大化和高效率利用组织资源而进行的管理行为。医院过去仅停留在管理层面，如管理层认为需要增添设备就购进，出现所购设备不能满足临床需求，不是闲置就是运转不良。随着市场经济的发展，医院必须学会经营。要经营就要计算成本，用最小的投入获取最大的收益是经营者的基本思想。在医院经营中，如何减少浪费、合理利用资源，降低医院运营成本，在不增加患者负担前提下，提高医院利润率，开展精细化管理是必由之路。

第三，精细化管理的开展是医院品牌建设的基础。如何从长远利益出发，使医院建设走向品牌化战略，走在行业前列，树立医院在人们心目中的备受尊敬的牢固地位，是医院管理者深思的问题。质量是医院发展的生命线，是医院可持续发展的保证。质量上乘是一流医院软环境的一个显著特征，也是顾客（患者）产生信任感和忠诚感的最直接原因，可以更多地将现实顾客（患者）和潜在顾客（患者）转化为忠诚顾客（患者），进而稳定患者来源。在人才梯队建设、医院规范管理、医疗设备、医疗技术、收费价格规范的前提下，医院的竞争更主要表现在服务的竞争，以及独特的医院文化的竞争。员工先进的理念、价值追求，自律的行为，优秀的团队精神是医院长期发展的核心竞争力。精细化管理的开展使医院文化建设进一步得到提升，提升了医院在人们心目中的美誉度。

综上所述，精细化管理是深化医院机制改革的必由之路。因为精细化管理是促进医院发展、科学管理的重要载体；精细化管理是增强医院管理者素质，提升医院管理形象的重要途径；精细化管理是降低医院管理成本，提高医院管理效能的重要手段。

（三）医院精细化管理的内容

精细化管理包括了管理精细化、质量精细化、服务精细化、生产精细化、物流精细化、营销精细化、业务流程精细化、宣传广告精细化、文化精细化等。对于医院来说，主要是包括了以下几个方面：

1. 医疗安全精细化

保证医疗安全是医院持续发展的基石。随着精细化管理的开展，各项规章制度尤其重要。如患者各项检查及治疗的告知；知情同意书的签订；三级医师查房；会诊制度的落实和检查；重危病人抢救及各种紧急预案的制定；合理用药的管理等。对所有发生的医疗纠纷，及时组织专家组进行分析、讨论，作出结论，并在全院中干会上进行讲评和通报，对当事科室及当事人酌情进行处罚。

2. 医疗护理工作精细化

医院精细化管理需要建立健全一整套医疗护理、医技质量考评办法及工作流程，改变过去的终末质量考评为基础质量、环节质量、终末质量全程考评。以静脉输液流程为例，过去患者静脉输液流程为医生下达医嘱、护士取药并摆药、按程序输注。一旦发生问题再查各个环节，监督成为事后，医患双方均难以将问题说清。可以改输液流程为医生下达医嘱、护士监督并执行医嘱、转抄输液卡一式两份并查对，一份由治疗护士查对并摆药，加药后签注时间和姓名；另一份由责任护士带至患者床旁，告知患者所用药物及相关注意事项，执行完毕填写时间、滴数并签名。需更换液体时由巡回护士查对并签名。护士长对本病区的患者随时进行检查。流程合理、责任明确，并保留了依据，减少了纠纷。

3. 医院运营精细化

医院的精细化管理需要全员树立强烈的成本意识，如大型设备的采购，如果仅由决策层研究决定，购进后的使用及运行完全惯性运行。可能购买了不可行或不需要的设备。而如果购进设备需做前期可行性论证，广泛调研，由管理层、纪检、职能、临床专业人员参与集体公开招标，并对设备的使用和管理逐一规范，这样才能确保购进设备发挥最大效能。

4. 医务人员日常行为管理精细化

员工的行为管理也离不开精细化。如患者在就诊过程中，医务人员应使用规范用语与患者交流；护理人员在接待患者入院时有完整流程，在接待时的问候、入院介绍、健康宣教、出院指导等；医务人员的衣着、发饰、语言等的规范。既体现了良好文化修养，又为医院健康发展注入了新的活力。

5. 医院基础管理精细化

医院精细化管理需要以方便患者、规范管理、节约成本为出发点，比如对全院的用水、用电进行规范管理。医疗器械的维修从过去临床找维修人员变为维修人员定期下点，现场解决。办公用品及常用低值易耗品的使用，从节约一张纸、一根棉签入手，培养精打细算的良好习惯。卫生保洁的社会化及医院环境的园林化，为患者营造了温馨、舒适、整洁的治疗环境，从细节中提升了医疗服务质量和管理水平。

（四）医院精细化管理的注意事项

"在我国医疗体制不断改革的背景下，要加强对医院的精细化管理，精细化管理可以降低医院管理成本，促进医院的良性发展。"[①] 现代化医院必须首先改变原有的医院管理模式，从以往的常规管理向精细化管理转变。建立科学的组织架构、完善的管理制度、规范的业务流程，以规范的流程来驱动医院的各项业务。医院精细化管理要关键注意以下几个事项：

第一，医院精细化管理不能急于求成，必须循序渐进。任何一项医院管理工作的开展，都应因时因地制宜，与本医院实际情况相结合。"态度决定行为"。在开展医院管理工作的初期，重点要教育职工能给予充分的理解，摆正心态，以积极态度应对。

第二，增强医院员工执行力，避免医院管理形式化。医院精细化管理是一种科学的工作方法和先进管理理念，而不是一项阶段性的运动。只有不断强化医院职工的精细化管理

① 李婷. 医院精细化管理的实践与体会 [J]. 中国科技投资，2021（22）：91-92.

意识，培养医院员工时时处处见精细的习惯，提升员工的执行力，与绩效考核有机结合，精细化管理才有生命力，才能持续深入地开展并收到应有成效。

第三，医院管理者的率先垂范是精细化管理成败的关键。医院精细化管理能卓有成效地开展，医院高层管理者的重视，尤其是一把手的重视起到了决定性作用。院长要发挥自己的人格魅力，人格魅力形成的影响是无限的。同时医院中层管理者的积极参与和快速执行也非常关键，具有承上启下的作用。

第四，医院部门间精细化管理的开展要基本同步。医院部门和部门之间如存在较大差距，将阻碍医院精细化管理的进程，尤其是跨部门之间的流程难以完成。部门独立运行将难以实现粗放式管理向精细化管理的转变。只有建立一个高效、运行良好的系统，才能确保医院组织目标的实现。

第五，医院精细化管理不是单纯的减员增效。医院注重细节质量，必须有相匹配的人力资源作保证。长期超负荷运转不利于医院科学、持续的发展。通过各项注意事项，促进医院完善的管理制度、规范的业务流程，找出存在问题、提出改进措施，提高精细管理水平，为医院决策提供依据，以实现医院经营目标。

第二节　现代医院管理体系概述

现代医院管理体系是一个复杂而完善的架构，致力于有效地组织、管理和优化医院的各项运营活动，以提供高质量的医疗服务，并满足患者和社会的需求。这一体系覆盖了医院管理的各个层面，涵盖了多个不同的功能和职能，其协调和高效运作是医院发展的关键。

一、现代医院管理体系的部门结构

现代医院管理体系由多个功能性和管理性部门组成，这些部门之间密切协作，共同推动医院的运营和发展。其中主要的管理部门包括：

行政管理部门：行政管理部门是医院管理体系的核心，它负责整体的规划和管理。在这个部门的领导下，医院制定战略规划，预算控制，制定政策，以及人力资源的管理。行政管理部门通过优化组织结构和资源配置，确保医院的整体运作高效有序。

医疗服务管理部门：医疗服务管理部门主要负责医疗服务的组织和管理。他们确保患者得到高质量、安全、及时的医疗护理。该部门与医生、护士和其他医疗人员密切合作，协调各项医疗活动，确保医疗服务符合标准，并提供最佳的医疗体验。

护理部门：护理部门负责协调和管理护理人员，确保患者的护理质量和满意度。护士在医院中发挥着重要的角色，他们负责监测患者的病情、提供基本的医疗护理，以及与医疗团队紧密合作，确保患者获得全面的照顾。

医技部门：医技部门负责医学检验、影像学、药剂学等医疗技术的运作和管理。医学检验、影像学和药剂学等医疗技术在现代医疗中起着至关重要的作用。这些技术的高效运作对于准确诊断和科学治疗至关重要。

财务部门：财务部门是医院管理体系中至关重要的一环。他们负责医院的财务管理，包括财务报表的制定与审核、成本控制、收费制度的建立与优化等。财务部门的高效运作确保医院的经济稳健，为医院的发展提供资金保障。

市场营销部门：市场营销部门负责医院的市场营销和品牌推广，致力于提升医院的知名度和影响力。他们通过各种渠道宣传医院的优势和特色，吸引患者前来就诊，同时与患者和社会保持良好的沟通和互动。

质量管理部门：质量管理部门负责医院的质量控制和改进。他们通过开展质量评估、制定标准和指南，推动医院各项服务和流程的不断改进，确保医院提供的医疗服务安全、可靠。

后勤保障部门：后勤保障部门涵盖了设施管理、采购、物流等多个方面。他们的工作确保医院的日常运转，提供良好的工作环境和条件，为其他部门的运作提供坚实的后盾。

以上管理部门共同构成了现代医院管理体系的基本架构。这些部门之间的紧密配合和协作，确保医院高效运转，为患者提供优质的医疗服务。

二、现代医院管理体系面临的挑战

现代医院管理体系面临着多方面的挑战，需要认真应对。

挑战一：如何有效控制不断攀升的成本。随着科技的进步和医疗需求的增加，医疗服务所需的资源投入与日俱增。如何在确保医疗服务质量的前提下，寻找降低成本的途径成为一个至关重要的任务。成本控制对于保障医疗系统的可持续性至关重要。在追求高效和精确治疗的同时，科学合理地配置资源，优化医疗流程，降低管理成本，都是实现成本控制的途径。同时，引入信息技术、智能化设备等创新手段，提高医疗效率，也能在一定程度上减少不必要的支出。政府、医疗机构和保险公司等各方需要密切合作，制定明确的政策和规范，促进医疗资源的合理分配，遏制不合理涨价现象，从而实现医疗成本的控制。同时，鼓励医疗机构加强内部管理，提高资源利用效率，为患者提供更加经济实惠的医疗选择。

挑战二：人才短缺。在如今医疗资源相对紧张的地区，招募优秀的医院管理人才变得异常艰难。这些管理人才需要不仅在医学领域拥有深厚的知识，更需要具备卓越的领导才能和高超的组织能力，以应对日益复杂多变的管理挑战。他们必须能够在紧张的医疗环境中冷静应对，有效协调医护团队，合理配置有限资源，制定科学的工作流程，并随时作出关键决策以确保医院高效运转。因此，培养适应新时代医院管理需求的人才，不仅是提高医疗质量和效率的需要，也是保障患者安全与医疗可持续发展的重要举措。政府和医疗机构应共同致力于提供更多的培训机会和发展空间，吸引更多人才投身于医院管理岗位，从而推动整个医疗体系迈向更加稳健的未来。

挑战三：技术更新。随着科技的不断进步，医疗领域也在持续创新，医院必须与时俱进，不断更新医疗设备和培训员工，以适应时代发展的需求。这种技术更新涉及大量的财力和时间投入，但却是确保医疗质量和效率的必要举措。技术更新不仅仅是为了跟上潮流，更是为了提供更优质的医疗服务。通过合理应用新技术，医院可以提高诊断准确性、治疗效果和患者满意度。因此，医院管理层应该积极投资于技术更新，为医护人员提供必要的培训和支持，确保他们能够充分利用新技术，为患者提供最佳的医疗护理。这不仅有助于医院的声誉和竞争力，也是对患者负责的体现。

挑战四：患者满意度。如今，患者对医疗服务的期望日益提升，他们渴望获得更加个性化、高品质的医疗关怀。这使得医院管理体系面临着迫切的改进需求，以满足这些不断提高的期望。为了提升患者满意度，医院管理层需要持续优化服务流程。从预约挂号到就诊、诊断和治疗，每个环节都应该更加高效、无缝衔接，以减少患者等待时间和不便之处。此外，医务人员的沟通技巧和关怀水平也是至关重要的。他们应该以温暖和尊重的态度对待每一位患者，耐心解答疑问，积极倾听反馈，建立起良好的医患关系。

挑战五：医院管理体系的整合。在许多医院中，各个部门之间存在着信息孤岛和资源分散的现象，这造成了信息共享和资源调配方面的困难。这种局面对于提高医疗服务的效率和质量构成了制约。为了有效解决这一问题，需要着重考虑如何实现信息和资源的无缝整合。首先，建立一个高效的信息管理系统至关重要。该系统可以将患者的医疗信息集中存储，并确保不同部门之间可以实时共享和更新这些信息。这将有助于医务人员更全面地了解患者的病情和治疗历史，从而作出更准确的诊断和治疗计划。其次，跨部门的合作机制也是必不可少的。医院管理层可以促进不同部门之间的合作与沟通，制定明确的工作流程和责任分工，确保各个环节协调配合。这可以通过定期的跨部门会议、信息共享平台和联合培训等方式实现，从而打破各部门之间的壁垒，实现资源的优化配置。

第三节　医院管理体系构建

一、医院管理体系构建的原则

现代医院管理体系的建设需要遵循一系列基本原则，以确保医院的高效运作和优质的服务质量。

第一，医院管理体系必须以患者为中心，将患者的需求和满意度置于首要位置，确保医院的各项工作都紧密围绕着患者的利益展开。这意味着医院需要将患者的疾病诊断、治疗和护理过程放在首位，同时积极倾听患者的意见和反馈，以不断改进服务质量。

第二，医院管理体系要实现综合协调。各个管理部门之间必须紧密协作，形成一个有机的整体。这有助于避免各自为政、重复工作或资源浪费等问题，确保医院的资源得到合理配置，管理得以高效运行。综合协调还有助于提高医院的整体业绩，实现资源优化和效率最大化。

第三，科学决策。所有的管理决策都必须基于科学数据和分析，避免主观臆断和随意行事。医院管理者应当采用数据驱动的方法，运用先进的管理工具和技术，来指导决策制定和实施。只有在科学决策的指引下，医院才能更好地应对挑战和风险，作出明智的决策。

第四，持续改进是医院管理体系的必要要求。医院环境和医疗需求都在不断变化，因此，医院管理体系需要不断进行自我反思和改进，以适应这种变化。持续改进包括但不限于：优化管理流程、提升员工技能、引进先进的医疗技术等，旨在持续提升医院的运作效率和服务质量。

第五，人性化管理。医院管理者应该关心员工的需求和福祉，创造良好的工作氛围。一个积极、稳定和满意的员工团队是医院成功的重要保障。通过关注员工的职业发展、培训机会和工作平衡，医院能够提高员工的工作积极性和满意度，从而促进医院整体的稳定和发展。

第六，信息化建设是现代医院管理体系不可或缺的组成部分。医院应推动管理信息化建设，以提高信息共享和处理的效率。信息化可以帮助医院管理者更好地了解医院运作情况、优化资源配置、追踪绩效指标等，从而作出更加明智的决策。同时，信息化还有助于提高医院的响应速度和服务质量，为患者和员工提供更便捷、高效的医疗服务和管理支持。

二、医院管理体系构建的步骤

医院管理体系的构建是一个复杂的过程，需要系统性的规划和实施。

（一）进行现状分析

医院管理体系构建的第一步是进行全面的现状分析。这一阶段需要对医院的各个方面进行仔细审视，包括组织结构、管理流程、人员配置和信息化程度等。通过深入分析，可以全面了解医院目前的运行状况，找出存在的问题和不足之处。

在现状分析中，需要收集大量数据和信息，涵盖医院各个部门和层级。可以采用问卷调查、访谈、数据统计等方法，获取全面准确的数据。同时，也要对医院内部的流程和操作进行观察和记录，以便发现实际运作中存在的潜在问题。

通过现状分析，可以识别出医院管理中的优势和劣势，发现存在的管理漏洞和矛盾，进而找到改进和优化的切入点。现状分析为医院管理体系构建奠定了坚实的基础，确保后续的改进措施是基于客观数据和深入了解的基础上展开的。

（二）制定明确的目标

在完成现状分析后，医院管理体系构建的第二步是制定明确的目标。目标的制定应该基于现状分析的结果，确保目标是可行的、具有可衡量性的。这些目标应该与医院的整体发展战略和长远规划相一致。

目标的制定应该明确具体，涵盖多个方面，例如提高患者满意度、降低医疗成本、提高医护人员工作效率等。同时，目标之间应该相互协调，避免目标之间的矛盾和冲突。

为了确保目标的实现，需要制定相应的可衡量指标。这些指标可以定量或定性，用于监测目标的达成情况，并及时调整和优化管理措施。制定明确的目标和可衡量指标是医院管理体系构建的重要基础，有助于明确方向，激发动力，推动管理体系的有效建设。

（三）设计医院管理体系的架构和组织结构

在明确了目标后，医院管理体系构建的第三步是设计医院管理体系的架构和组织结构。架构和组织结构的设计是实现既定目标的重要保障，它涉及各个管理部门的职责划分、权责配置和职能优化。

首先，需要对医院的职能部门进行科学合理的划分。各个管理部门的职责应该明确清晰，避免职能交叉和冲突，确保工作的高效协同。同时，还要确定各个部门的权责，确保管理层级清晰，权力合理分配，避免集权或分权过度导致的管理混乱。

其次，设计医院管理体系的组织结构，要注重弹性和灵活性。组织结构应该能够适应医院的发展变化和外部环境的变化，避免僵化和烦琐。同时，还要注重培养管理人才，提升管理团队的综合素质和能力，确保管理体系的可持续发展。

（四）进行人员培训

医院管理体系构建的第四步是进行人员培训。人员培训是医院管理体系成功实施的关键要素，它涉及医院管理人员和工作人员的知识和技能提升。

首先，对管理人员进行培训是非常重要的。管理人员是医院管理体系的核心，他们的能力和素质直接影响到管理体系的运转效果。培训内容可以包括领导力培养、团队协作、决策分析等方面，旨在提升管理人员的综合素质和应对复杂情况的能力。

其次，对医护人员进行培训也是必要的。医护人员是医院的重要资源，他们的专业知识和服务质量直接关系到医院的声誉和形象。培训内容可以包括专业技能提升、沟通技巧、服务意识等方面，旨在提高医护人员的综合素质和服务水平。

通过人员培训，可以使医院的管理团队和工作人员具备应对复杂环境和挑战的能力，为管理体系的有效运转提供有力支持。

（五）推进医院管理的信息化建设

医院管理体系构建的第五步是推进医院管理的信息化建设。信息化建设是现代医院管理的重要组成部分，它涉及信息技术在管理中的广泛应用，以提高信息共享和处理的效率。

首先，需要进行医院信息系统的选购与部署。医院信息系统包括电子病历系统、医院资源管理系统、药品管理系统等，它们的选购和部署应该与医院的实际需求相匹配，确保系统的稳定运行和功能完善。

其次，需要对医院管理人员和工作人员进行信息化培训。信息化建设不仅需要先进的技术支持，还需要有人员的积极参与和适应。培训内容可以包括系统操作培训、信息安全意识培养等方面，旨在提高管理人员和工作人员的信息化素质和技能。

通过推进医院管理的信息化建设，可以实现信息共享和数据交流的便捷，加快信息处理的速度和准确性，从而提高医院管理的效率和水平。

（六）进行流程优化

医院管理体系构建的第六步是进行流程优化。流程优化是通过简化冗余步骤，提高工作效率，实现管理体系的高效运转。

首先，需要对医院内部各个流程进行全面梳理和分析。通过流程分析，可以发现存在的瓶颈和不必要的环节，找出流程优化的切入点。

其次，采用管理工具和方法进行流程优化。例如，可以引入精益管理、六西格玛等管理方法，以提高工作效率和质量。同时，也要注重员工的意见和建议，鼓励创新和改进，形成良好的流程优化氛围。

通过流程优化，可以消除浪费，提高资源利用效率，实现医院管理的精益化和高效化。

（七）建立科学的绩效评估体系

医院管理体系构建的最后一步是建立科学的绩效评估体系。绩效评估是对医院管理体系实施效果的监测和评估，它是持续改进的重要手段。

首先，需要制定绩效评估的指标和标准。这些指标和标准应该与医院的目标相一致，既包括硬性指标如患者满意度、经济效益等，也包括软性指标如员工满意度、服务质量等。

其次，定期对医院管理体系进行绩效评估。评估可以采用定性和定量相结合的方法，通过数据分析和定性调查，全面了解管理体系的实施效果。

通过绩效评估，可以及时发现问题和不足，为持续改进提供依据和方向。绩效评估是医院管理体系构建的闭环过程，它使得管理体系能够不断完善和提升，确保医院持续优化和可持续发展。

通过以上步骤的有序推进，医院将能够建立起健全高效的管理体系，实现患者满意度的提升、成本的降低以及整体效率的提高。这将为医院的可持续发展和良好运营打下坚实基础。

三、医院管理体系构建的关键要素

（一）领导支持

医院管理体系构建是一项复杂而重要的任务，它需要高层领导的坚定支持和明确决策。领导支持是医院管理体系构建的第一步，只有在领导层的认可和重视下，整个过程才能顺利推进，并得到足够的资源保障。领导支持不仅体现在口头上的承诺，更重要的是要落实到具体行动中。

高层领导应该充分理解医院管理体系的重要性，明确其目标和意义，将其作为医院发展的战略性举措来对待。同时，领导层还需要积极推动相关政策和规划，为管理体系的构建提供政策支持和资源保障。领导应该成立专门的管理体系构建领导小组，确保各个层级的部门和人员在管理体系构建中形成统一的思想和行动。

（二）团队合作

医院管理体系构建涉及各个管理部门的密切合作和高度协调。建立一个团队合作的氛围和文化是非常重要的。团队合作不仅仅是指管理人员之间的合作，还包括各个层级的员工之间的合作。

团队合作需要营造积极的工作氛围，鼓励员工敢于发表意见和建议，倾听他们的声音，充分调动每个人的积极性和创造性。同时，要建立有效的沟通渠道，确保信息的畅通和交流，避免信息孤岛和信息滞后。

团队合作还需要明确各个管理部门的职责和角色，确保各个部门之间的工作协调和资源共享。可以通过定期召开跨部门会议和沟通交流活动，加强团队间的了解和信任，形成整体合力，共同推进管理体系的构建。

（三）人才培养

在医院管理体系构建中，管理人才是关键的推动力量。要建立一个高素质的管理团队，需要注重人才培养和引进。

首先，医院应该通过内部培训和外部培训相结合的方式，不断提升现有管理人员的知识和技能。内部培训可以针对具体岗位和职责进行，帮助管理人员更好地完成工作任务。外部培训可以引进专业的管理培训机构和讲师，让管理人员接触到最新的管理理念和方法。

其次，医院还应该注重吸引和留住高素质的管理人才。可以通过提供竞争性的薪酬待遇和晋升机会，吸引优秀的管理人才加入医院。同时，还要为管理人才提供良好的工作环境和发展平台，让他们感受到成长和发展的机会。

（四）制度建设

医院管理体系构建需要建立完善的管理制度和规范，明确各个管理部门的职责和权限，确保管理体系的顺畅运转。

首先，医院应该制定相关管理制度和规范，涵盖组织结构、人事管理、财务管理、医疗服务管理等方面。这些制度和规范应该与医院的目标和战略相一致，确保管理体系的有效运转。

其次，要建立健全的管理流程和程序，明确工作流程和责任分工。流程的设计应该符合医院的实际情况，避免冗长和烦琐，简化流程是提高管理效率的关键。

医院还应该加强对制度的宣传和培训，确保所有管理人员和工作人员了解和遵守相关制度和规范。同时，要建立监督机制，及时发现和纠正制度执行中的问题和漏洞。

（五）持续改进

医院管理体系是一个动态的体系，需要不断进行自我反思和改进。持续改进的文化应贯穿于整个医院管理体系的构建和运营过程中。

首先，医院应该建立监测和评估机制，定期对管理体系的实施效果进行评估。通过数据分析和定性调查，了解管理体系的优势和不足，为改进提供依据和方向。

其次，要鼓励员工提出改进意见和建议，倡导改进的创新精神。医院可以设立改进奖励机制，鼓励员工主动参与改进活动，推动管理体系的不断完善。

持续改进的过程中，还需要加强学习和学习型组织建设。医院可以组织管理人员和员工参加培训和学习活动，引进先进的管理理念和方法，提高整体管理水平。通过持续改进，医院管理体系将不断适应外部环境的变化，提高管理效率和水平，为医院的可持续发展打下坚实基础。

第四节　医院管理体系构建实践与探索

一、医院服务品质管理体系构建

随着当前社会经济的不断发展以及不断进步，人们生活水平也在不断的提高，在这样的背景下，人们对于生活质量的追求也越来越高，延伸至患者对于医院医疗的服务质量所提出的要求也日益提高，所以加强医院服务品质管理体系的构建成为医院发展的一个重要趋势。

（一）医院服务品质管理的内涵阐释

服务品质指的是客户对服务质量的期望与客户接触后感觉的服务差距，也就是说，服务品质=期望服务–感知服务。若感知服务超过了期望服务，就会给客户带来良好的影响，使其对服务质量给予充分肯定，反之就可能引发纠纷事件的发生。在医院的服务品质管理中，通常更重视的是"医疗品质"管理而忽视了"服务品质"管理，这种现象存在的原因主要是对服务品质缺乏全面的了解和相关管理方法。而医院服务品质的优劣，可以通过对患者的就医体验进行调查作为评判的标准。

（二）医院服务品质管理的实践案例

怎样兼顾医疗效率、品质及患者体验，是医院管理的一个难点问题。纵观国际上比较成功的案例，有两家医院做法值得借鉴，一是美国的克利夫兰医院，其在临床治疗的效果、患者的就医体验及创新管理上都处于全球领先的地位，并首先提出"患者至上"理念和设立"患者体验办公室"，雇佣首个患者体验官，也是全美首个把患者体验纳入战略发展目标的大型医院，并不断推广该方案。二是新加坡的亚历山大医院基团，该院院长秉持着"患者为先"的理念，把患者满意度纳入医院的平衡计分卡重要位置中。同时该院还开设医务人员"优质服务"培训课，提高全体医务人员的服务品质意识，不断改善服务，在长期的实践及努力中，在新加坡卫生部所举办的年度调查中连续多年排名第一。

（三）医院服务品质管理的体系建立

医院服务品质优劣更多是取决于患者作出的主观评价，其与医疗质量及医疗安全等专业的医疗管理范畴不同，医院的管理者对其相对陌生，所以在医院品质服务管理实践中很容易出现难以入手和难以持续进行的困惑，主要是因为还未建立一套完整的医院服务品质管理体系。A院在2007年开展服务品质管理，在不断的探索与实践中，针对医院服务品质管理体系的构建，提出以下框架构想。

1. 服务理念体系

医院要想提供更有品质的服务，首先要对其服务文化进行明确，即"服务理念体系"。对医院文化足够忠诚及对患者足够关爱，是医院发展的立足之本。经过多年发展，许多医院在治理结构、精细化管理及运营效率上都得到了显著提高，围绕着品质服务的目标，对医院服务理念及医务人员行为准则的内容进行完善和细化，初步搭建了"服务理念体系"，内容包括：医院愿景，使医疗成为当地人的骄傲；医院服务愿景，获得患者的认可，创造品质服务标杆；服务理念，为患者提供品质服务，提高患者满意度。医务人员的行为准则包括：做好本职工作，遵纪守法；着装规范，举止得体，洁身自好；自觉维护医院的形象，与医院荣辱与共；与患者接触时做到温和有礼，充分尊重患者隐私；耐心与患者沟通，及时答疑；自觉维护医院的秩序，做事有理有据；同事之间互相帮助，彼此尊重等。

2. 服务培训体系

医院品质服务是一项要求全员参与进入的工作，不管是一线的医务人员还是后勤人员，都必须具备一定的服务意识及技能。传统的医院培训体系当中，多重视的是医疗技术和专业发展等培训，对于"服务培训"的要求及内容则比较缺乏，即使部分医院有开展，也只是在新员工入岗前或有专家进行专题讲座时开展，并没有形成内部培训系统。受到国外系统化服务培训的启发，我国近年来各医院也开始注重服务品质的培训，并致力于构建属于自身发展需要的服务培训体系，鼓励所有医务人员积极学习相关的医院服务理念，共同探讨在医院品质服务中所存在的问题，提出相应的解决建议，从而增强培训效果。同时，通过视频远程直播、科普互动活动、会诊培训等方式，每周对患者的满意度进行调查，听取患者的反馈和意见，每月做好统计，也可通过现场调查分析的方式了解患者对医院品质服务的认可度。

3. 服务标准体系

医务人员在参加品质服务培训后，要想在实际工作中实现品质服务，医院还需要构建一套相对完善可行的服务标准体系。而服务标准指的是为了满足患者期望及要求，医院制定的服务承诺及工作规范，也可以将其分成软标准及硬标准，其中，软标准很难用时间化及定量化进行描述，其体现的是在品质服务过程中的保障性及关怀性；硬标准指的是可以通过时间化或定量化表述，着眼于服务反应性及可靠性，是医院常用的品质服务标准，包括高峰期门诊挂号等候的时间、检查后获取报告等候的时间、急诊入院时等候的时间、住院者床位安排的等候时间等。由于定量化品质服务标准比较难用言语描述，所以可以通过服务剧本模式，列出医院医务人员和患者接触时的场景，为每一个场景设计相应的剧本，为医务人员提供可参考的工作文本，尤其是对于新员工的培训更为适用。

4. 服务调研体系

作为医院的管理者，必须及时了解医院品质服务的落实情况，而品质服务的好坏是由患者来评价的，这就需要运用服务调研体系。我国许多医院建立了不同的调研方式，如发放调查问卷、定期举办医患沟通活动、微信公众号调研方式等，从而了解医院品质服务的落实情况。

（四）医院服务品质管理体系的实践讨论

A 医院经过多年对服务品质管理的探索和实践，已经基本搭建出了一套适用于许多医院的品质服务管理体系框架，其中，服务理念、服务标准及服务培训等体系完成的时间比较早。自 2015 年开始，各医院开始逐步完善其服务调研体系，并通过落实患者满意度调研和优化调研的模式等，可以收集到足够的有效意见，使调研工作得以进一步完善。而在 2018 年的上半年许多医院更加重视服务品质管理团队的组织，将患者的个人意见纳入服务品质持续改善工作当中，使其受到组织的保障，对于提高医院的服务品质管理具有重要意义。

此外，医院的服务品质管理作为一项较为新型的管理工作，在不断探索与实践中，得出了一些反思与体会，如提高医的服务品质是一项一把手工程：对医院品质服务道路进行回顾，发现医院领导的高度重视是取得成功的关键，通过组建医院服务品质管理小组，对相关工作进行全面统筹，做好服务质量管理季度例会，确保服务品质工作得以顺利开展；提高医院服务品质必须全员参与培训：要求医院所有医务人员都要接受品质服务培训，了解医院服务文化、服务标准，培养服务意识，从而提高服务保障；提高医院服务品质必须建立起长效机制：医院每年规定一个月份为品质服务月和"服务之星"评选，并通过举办各类活动强化医务人员品质服务意识，改进品质服务执行机制，确保所有面对患者的工作都能够为其提供品质服务，从而提高患者对医院的满意度。

综上所述，医院的服务品质管理体系指的是以优化患者的就医体验作为重点，以提高患者的就医满意度作为目标，营造出"以患者为核心"的品质服务文化，并围绕着不断提高服务品质形成一套特有的内部管理模式，和医疗品质、财务运行、后勤保障等管理体系相得益彰，也是医院提高竞争力的一项重要工作。

二、医院信息管理体系构建的探讨

互联网技术和信息技术的发展进步，带来了信息管理方面的体系革新，为了加强医院间的信息交流、信息沟通的能力，提高信息管理的便捷性和效率，许多医院已经着力于研究和分析信息管理系统，建构院内及院间的专业管理机构，并对特定范围内的医院信息开展了较为广泛的交流和监管体系。

（一）医院信息管理体系概述

医院信息管理体系是指以医院内的各种信息为主体构建的，能够帮助医院内各方更好地处理信息、加快运营效率、创造更高价值的一种信息管理体系。它的应用主要包括医疗设备、医护人员、医院患者这三方面的信息管理，能够有效解决传统信息管理工作的不足和问题，促进各个医院的和谐稳定的可持续发展。如可以应用于筛选和保留患者的就医信息，这样，既能大大方便医生的后续诊断，能够让医护人员更快地了解和分析患者的相关数据，给临床工作人员的诊疗和护理的决策判断提供了依据，也可以在医患矛盾纠纷发生时拿出科学有力的证据资料，加快问题纠纷的处理和解决。

医院信息管理体系能够帮助监管者更准确化地熟知必要的信息，促进其拟制医院的短期及长期的规划。还可以用来精准核算医院体系内的详细的收入和支出账单，方便医院准时发放所有职员的工资，并及时准确地补给科室所需的一切缺少或急需的物资。

（二）医院信息管理体系的构建意义

第一，有利于提高医院整体的管理能力。各个医院在构建医院信息管理体系时，要依据国家针对医疗机构拟制的《医院信息管理体系软件功能规范》，并结合医院当前的具体发展状况，来制定统一的、科学规范的信息管理体系。这种管理方式能够收集和整理医院整体的各种信息，并保障了在管理医院时所需的便捷化、全面化的信息获取，强化了对整个医院的日常运行的监管力度，从而提高了医院整体的管理能力。

第二，有利于提升医院的公众形象和运作效果。科学有效的医院监管体系，促进了医院监管思想和方式的革新，让医院面对新时代的发展需求，能够获得更好更有效的运作成效。现代化、标准化的医院管理方式能够有效管控医院的日常运行，给看病的患者提供更优质的医疗服务，减少医患纠纷问题的发生，从而提升了医院的公众形象。良好的医院运转和服务能够吸引更多的就医患者，而医院信息管理通过信息化、自动化的监督监管，降低了药品、设备耗材采购的贪腐问题，避免了医院的不必要的开支，从而从整体上提升了医院的运作效果。

第三，有利于加强医院的医疗科技水平。现在许多地区的医院都在推行信息交联、信息共享和信息互助，通过构建医院的信息管理体系，强化各个医院对信息技术、互联网技术等的应用，能够有效加强医院的医疗科技水平，从而为患者提供科技时代的更大的方便。另外，对医院日常事务的运行和处理具有降低干扰、提高效率、优化管理的作用，能帮助医护人员更方便、更准确地了解患者当下及过往的病情症状，促进医院提升自己的医疗水平。如利用信息管理体系实现的远距离诊断，能够促进医院间的交互，给诊断能力和医疗资源较为匮乏的二级、三级医院提供了更充裕的资源。患者所患的难治、慢性病等疾病可以不必再劳累奔波地换医院，利用医院信息管理体系实现远距离地医治患者，降低了患者的开支，并降低了压力。

（三）医院信息管理体系的构建与完善

依据各个医院的当前发展水平，构建医院信息管理体系是相当有必要的。为了更好更准确地落实国家的医疗政策，促进医院的可持续发展，应当坚持从长远发展的角度来完成医院信息管理体系的构建和完善化的工作。

1. 医院信息管理体系的构建准则

医院信息管理体系的构建准则是更好地组合了信息的监管者和监管机构，及他们的目标信息等构成要素。能够帮助管理工作者更准确更全面地把握信息管理所需，在统一的标准下更合理地配置医院的人力、医疗资源，更清楚地识别和监管医院职员的工作情况，从而在一定程度上提升各个医院运行效率和医护人员的工作成效，保障医院的整体可持续发展。

应当跟随党和国家的英明规划、安排，坚持依据国家的相关要求和规范，在传统经验的层面上作出改进和努力，来帮助医院的未来发展能够取得理想的更佳的工作效果。

2. 医院信息管理体系的构建内容

为了应对复杂的社会现实情况和难以预计的变化的发生，在构建医院信息管理体系时，应当充分保障内容的丰富化和多元化，从多方向的角度，提升医院信息管理体系的运转效果。依据过往的工作经验、工作标准等信息，结合当下政策、趋势等，构建的主要内容应当从以下几个方面来开展：

（1）要开展日常工作的信息管理，对医院方的各方面工作做更深入的分析，例如医院的医疗器械的使用和报废率、科室的月流水、特定疾病的药物治疗水平等。对这些工作要充分利用信息来了解其优势与劣势，并采取针对性的信息处理手段来加强对庞杂的海量信息的分析和处理，例如利用SPSS①的数据分析软件来统计医院对糖尿病这一疾病的药物治疗，就需要排除糖尿病与高血压等其他疾病共患的患者的干扰，对医院的信息做加工处理。

（2）在构建医院的信息管理体系时，应注意采用系统化的方法和操作流程。可以由医院方与建构信息管理系统的科技企业合作，来打造贴合医院特色和要求的信息管理系统。构建更完善的医院管理体系，必须要充分综合医院单位的组织结构、制度、人员构成和管

---

① 社会科学统计软件包的英文缩写是 SPSS（Statistical Package for the Social Sciences），他最突出的特点就是操作界面极为友好，输出结果美观漂亮（从国外的角度看），是非专业统计人员的首选统计软件。

理制度准则等，从而对医院的软实力和硬实力做好有效的监督管理。在系统建成后医院要推动其普及到各个科室的医护人员中，让医护人员在统一的登录平台上，使用各自的工作账号登录。登录后，依据各自不同的信息管理和信息输入的层级、权限，来保障信息的标准化收集和管理，并对医院患者的信息管理交由专业的差异化处理的部门管理，促进专项信息的专项管理，以及综合信息的综合管理。

（3）还包括对医院活动和工作的监督管理。要想有效的保障医院的技能操作水平和诊疗水准，提升医院职工间的凝聚力，少不了医院倡导开展的各种项目活动，医院信息管理体系的一部分内容就是对医院中开展的一些项目活动所构建的小体系。如医院对艾滋病防护的推广普及活动，需要一些科室安排推广人员在特定地点做综合推广；进修日的医护人员的学习活动，需要医院职工的踊跃参与。针对这些项目活动，来做整体的医院信息管理体系的监管。

3. 医院信息管理体系构建的完善化制度

随着时代的不断发展变化，为了在不同的社会现状也能坚持医院的发展、取得较好的效果，需要不断对医院的制度予以完善。针对医院信息管理体系的制度建设，要想不断完善，必须做好以下方面工作：

第一，完善医院信息管理体系的制度时，必须要依托于国家的相关制度、法律法规的基础上，贴合时代的发展理念来保障医院信息管理的长远发展进步。

第二，完善医院信息管理体系的制度时，必须坚持医院以人为本的发展理念，分析和综合医护人员、患者、相关官员等方面的意见和看法，做到定期的讨论和交流，结合持续观察的当前体系制度的执行情况，来开展制度完善的工作。

第三，完善医院信息管理体系的制度时，必须要注意新的方法手段和技术措施的投入。新技术的发展带来的不仅是医院信息管理体系可采取的技术革新，也是管理方式、管理制度的优化，能够促进医院发展更高的医疗效率和质量。

总之，蓬勃发展的互联网、信息技术对人们的生活的影响之大。唯有对医院信息管理体系的构建不断完善，积极运用新技术，加强对医院活动的日常监管，才能保持我国医疗体系整体的规范发展，强化医院的医疗核心竞争力。

第二章　医院经济活动分析

第一节　医院经济活动分析的意义体现

医院通过科学、合理、有效地使用卫生资源，向社会提供优质的医疗服务，满足人民群众健康需求，促进社会人群健康水平的提高。医院在向社会提供医疗服务的过程中需要投入一定的人、财、物等医疗卫生资源。医院提供医疗服务的过程同时也是这些经济资源耗费的过程，对于这些资源的配置、使用、补偿、分析与评价等形成了医院经济活动。

我国公立医院综合改革的目标是：维护公益性、调动积极性、保障可持续。公立医院综合改革路径是以改革补偿机制为切入点，同时明确政府责任、改革医保支付体系，建立有效的公立医院内部运行机制，最终实现公立医院改革目标。在医院的改革发展过程中，医院的经济绩效是医院实现可持续发展，有效发挥其医疗功能的基础和前提。在推进公立医院的改革政策中，如"取消药品加成""改革医保支付""增加政府投入""改革医院管理体制"等改革政策都会影响公立医院的经济绩效。医院的可持续发展需要建立在良好的经济绩效层面，没有良好的经济绩效无法实现医院的可持续发展，进而无法有效调动员工的积极性，医院的公益性也无从发挥。因此，医院的经济绩效是衡量实现改革目标的重要层面。

医院要提高管理水平，就要紧紧抓住医院的计划、预算、核算、分析、改进等环节。计划就是在现有的条件下，按照医院的发展战略，制订具体的发展目标及完成这个目标的方针、步骤和方法。预算就是用数字或者货币形式表现各类计划。核算就是把医院各项经济活动的实际情况记录下来，检查计划、预算的进度和结果，监督医院的经营管理按照预定的目标进行。分析就是在实施结果与计划对比的基础上，对经济活动的各个方面进行分析研究，揭示医院运营存在的问题，进一步为解决问题创造条件。改进就是在经济活动分析的基础上，针对问题，采取相应措施，推广先进经验，克服薄弱环节，消除实际和计划的偏差，保证医院计划的全面完成，并为制订下期计划和预算提供依据。上面这些环节是相互联系的，不断循环往复的。每循环一次，人们对医院经济活动的认识也提高一步，就能逐步掌握医院运营管理的规律性，不断提高管理水平。

要提高医院的管理水平，首先要对医院的运营管理现状有一个科学的认识。

医院经济活动的过程和结果，反映在一系列相互联系的指标体系上。从实际已达到的水平出发，通过与计划水平、预算水平、历史水平、先进水平等对比，就可以发现问题，进而分析问题，找出原因，使人们对医院现状的认识得以深化。

医院经济运行是极为复杂的，各项计划的完成情况也是不平衡的。有些指标超额完成了，有些指标没有完成计划。各项指标是相互联系的，某项指标的完成，可以是另一项指标完成的原因，也可以是另一项指标没有完成的原因。而任何一项指标的完成情况，往往又是多种因素综合的结果。其中，有主观因素和客观因素，人的因素和物的因素，积极因素和消极因素，医疗技术方面的因素和管理方面的因素等。各个因素相互影响，反映在某项指标上，有时共同起积极作用，有时共同起消极作用，有时还会相互抵消，表现为实际数与计划数相接近。对于这些复杂情况，一步也离不开分析，只有通过经济活动分析，既把各项指标的完成情况放在医院运营过程中加以考察，又把影响某项指标的各个因素都展示出来，找出原因，区分主次，分清责任，才能透过现象看本质，使医院的管理从感性阶段提高到理性阶段，对医院的运营管理有一个较为深刻的了解。

医院的发展既要拥有先进的医疗设备、优秀的专业技术人员，同时还要有科学的管理制度和方法。医院的医、教、研等活动最终都可以反映到经济活动中。通过对医院经济管理活动，可以最大限度地增收节支，提高社会效益及经济效益，也可以检验、衡量医院管理的水平，是考核医院运营管理好坏的尺度。医院在制定计划指标时，不可能完全预见到执行过程中可能出现的新情况，这就需要通过分析加以调整。判断医院运营的好坏，主要取决于医院本身工作努力程度的主观因素，而各项指标的完成情况是主观因素和客观因素的综合结果，只有通过分析加以区分开，才能对医院工作作出恰当的评价。实际上，医院的工作总是有积极因素和消极因素，成绩和缺点两个方面。一所医院完成了本期计划，也还有不足的一面；一所医院没有完成本期计划，也还有成绩的一面。通过分析，肯定成绩，找出差距，就能调动一切积极因素，化消极因素为积极因素，从改善运营管理入手，推动各项工作前进。

医院开展经济活动分析是为了改进工作，科学有效的分析为改进医院运营管理提供了科学依据，也有助于实现公立医院改革的目标。

目前，我国正在全面推进公立医院改革，公立医院改革是一项综合系统工程，其特点表现在：一是改革是政府主导，即强调政府对公立医院的管制，这是因为公立医院的公共产品特性；二是强调政府的责任、政府监督、医保支付改革，通过外部的治理来确保公立医院的功能有效发挥；三是医院内部的治理，即通过建立有效的管理体制、人事薪酬体系，调动医院的积极性；四是改革目标的多元化，即强调通过改革实现公益性、调动积极性、实现可持续。

在医改过程中，公立医院不仅是改革的核心，也是改革的主角，公立医院不仅要承担公益性的目标，还要通过改革实现可持续发展。因此，公立医院是否建立有效的可持续发展机制，关系改革是否实现预期目标。医院的经济绩效是医院医教研等各项工作的综合体现，医院的经济分析，不仅要分析各项主要经济指标的计划完成情况，对医院的经济工作作出恰当的评价，更重要的是进一步挖掘医院管控成本和费用的潜力，全面完成和超额完成各项计划，为社会提供优质的医疗服务。分析才能找到潜力，才能知道运营和管理是否合理；人力资源的组织和使用是否得当；成本与费用的开支是节约还是浪费；医疗费用的控制是否有效；国有资产增值与否；产生这些问题的原因是什么，应该怎样改进等问题。通过分析了解存在这些问题的原因，针对这些问题，发动员工，献计献策，就能找到提高效率、降低成本、管控费用的潜力，找到下一步努力的方向，制订相应措施，总结和推广先进经验，克服工作中的缺点，提高医院的管理水平，实现公立医院改革的目标。

做好经济分析工作，不仅对医院的管理层和员工是必要的，而且对医院主管部门和行业，也是不可缺少的。医院主管部门如果只满足对医院的一般了解，不能掌握各个医院经济活动的具体情况和规律性，也就不能对所属医院提出恰当的要求，及时协助医院解决问题，对医院经济工作进行具体指导。

综上所述，医院经济活动分析是医院科学管理的重要组成部分，也是提高医院管理水平的重要手段。随着公立医院管理体制的改革，医院和广大员工更加关心医院的经营成果，经济活动分析在医院管理中的地位将更加重要。

第二节　医院经济活动分析的原则及程序

一、医院经济活动分析的原则

医院经济活动分析，总体来讲，要遵循医院的特殊性，对医院的经济运行进行科学的分析，并给予正确的评价。具体来说，在分析时要遵循以下原则。

（一）遵循实事求是原则

医院的经济活动分析要从客观实际出发，真实反映医院经济运行状况，客观地作出结论及评价，只有这样才能提出正确的改进措施，为医院实现科学管理提供依据。在分析时，不能形而上学，不能凭主观臆想或点滴片面情况作为判断的依据，更不能凭主观的意见定性，然后去找数字、找例证、凑情况、凑问题，这样的分析，非但得不出正确的结论，还会对医院的经济管理带来严重的负面影响。

（二）遵循经济效益与社会效益相结合的原则

医院开展经济活动分析时，一方面要关注医疗卫生资源的合理配置与使用，提高医院的经济效益；另一方面要坚持社会效益优先的原则，通过对医院经济活动的分析与管理，提升医院的质量、服务、安全，有效发挥医院的公益性，将社会效益与经济效益有机结合在一起。

（三）遵循辩证的分析原则

医院经济活动分析必须遵循辩证分析的原则，任何事物都是可以一分为二的，要善于用辩证的方法，既要看到先进的一面，也要看到不足之处；既要揭露矛盾，找出差距，也要在肯定成绩的同时，发现前进中的问题。例如，医院的经济运行比较好，但并不等于医院所有方面都是好的；医院经济活动存在问题，但也会有亮点的地方。因此，在经济分析时，既不能否定一切，也不能肯定一切，要坚持使用辩证的方法。

（四）遵循相互联系、系统分析的原则

医院的经济活动是非常复杂的，必须把各项有关指标结合起来，从医院经济活动的各个方面，相互联系、系统性地进行研究，才能对医院的经济效益作出恰当的评价。例如，在进行医疗收入分析时，不能单纯看医疗收入的增减来评价医院的运营状况，还应结合业务量、均次费用、医疗质量等一起来分析研究。又如，医疗业务成本中的药品及卫生材料的分析，不仅有价格的因素，还有使用数量、疾病构成等因素的影响。而这些影响因素有的是主观因素、有的是客观因素，必须相互联系、系统地来分析研究。

二、医院经济活动分析的一般程序

（一）明确分析目标、制定计划

明确分析目标是经济分析的关键，经济活动分析过程应始终围绕分析目标而进行。医院经济活动涉及的内容很多，这就要求分析者首先应根据管理上的要求，明确分析目标。分析目标确定之后，就应该根据分析目标所确定的内容和范围，并确定分析的重点内容，分清主次和难易，并据此制订工作计划。

（二）收集、整理、加工资料

收集、整理资料是保障分析工作质量和分析工作顺利进行的基础性程序。一般来说，资料的收集、整理与加工应该贯穿于医院经济管理工作的始终，在日常的工作中就应该注意收集资料。应尽量避免在进行分析时才收集资料，切忌在资料不全时就着手进行技术性分析。

收集资料的过程中还需要对所收集的资料进行整理加工，整理资料是根据分析的目

的、内容和范围，将资料进行分类、选择和修正、并做好登记和保管工作，使之便于使用和理解，以便提高分析工作的效率。

（三）对比分析、发现问题并改进

医院按照一定的方法，对各项经济指标进行基本的数量对比分析，从各项经济指标的数量关系中，研究医院经济运行的规律，发现经济运行存在的问题，并找出原因加以改进。在进行比较分析时，可以从三个方面来比较研究：

一是按照经济活动的不同目标进行比较研究，如预算执行、资源配置与使用、收入、支出、医疗成本等，研究各种运营能力的状况。

二是按照不同时期进行比较研究，可以将本期各项经济指标与上期的指标进行同项对比，以观察医院运营的发展变化。也可以进行趋势分析，用以观察各项指标的变化趋势，寻求医院经济活动的规律。

三是按照不同的标准进行比较分析，比较标准主要有行业标准、历史最高水平、预算水平、竞争对手等。通过分析找出差距，寻求改进运营管理之道。

（四）深入研究、查明原因

根据初步分析发现的问题，抓住重点，深入研究，查明原因，是搞好经济活动分析的关键。这就要求一方面进一步收集资料，作为深入分析的依据；另一方面深入实际调查研究，了解真实的状况，只有在全面掌握资料，深入研究的基础上，才能明确区分影响指标好坏的原因和责任。

（五）总结经验、提出改进措施

总结经验，提出改进措施，是进行经济分析的目的，它是分析工作的最后一步。通过前几个步骤的分析，掌握了大量情况和问题，每一种情况或每一个问题，都说明了医院经济活动的一个方面，有的甚至是矛盾的。在总结评价时，要把所有这些情况和问题，集中起来，相互联系地研究，进行综合概括，写成简明的分析报告，对医院的经济效益，作出正确的评价，并提出进一步改进工作、提高经济效益的措施。最后，还须指出，对经济活动分析所提出的各项改进措施，要抓好措施的落实，并检查其实现的效果。分析的目的是提高经济效益，改进医院的经济管理工作，分析中所提出的改进措施是否达到这个目的，要依靠领导和职工群众去贯彻。在措施的实施过程中也可能会出现新的矛盾，提出有待进一步解决的问题，有时所提出的改进措施不切合实际或短期内无法实施，这就要求进一步提高经济活动分析的质量。

第三节 医院经济活动分析的方法与组织

一、医院经济活动分析的常用方法

医院在经济活动分析时，采用的分析方法是多种多样的，具体采用哪一种方法要根据分析对象的特点和分析的要求及掌握资料的实际情况来决定。一般来说，分析中经常用到的有以下几种方法：

（一）比较分析法

比较分析法是通过经济指标的对比分析确定指标间差异或推测指标变动的趋势的一种分析方法。有比较才有鉴别，没有比较，也就无从分析和评价。经济活动分析都是从指标对比开始的，因此，比较分析法是经济活动分析中最基本、最主要、最常用的方法。[1] 用于比较的数据既可以是绝对数，也可以是百分比数据，还可以是各种财务比率。比较分析法用于比较的标准，常见的有历史标准、医院计划或预算标准、行业标准等。

运用比较分析法时，要得出正确的结论，必须注意以下问题：

第一，指标范围、内容和计算方法的一致性。在采用比较分析法时，对于比较指标的范围、指标所包含的内容及指标的计算方式与方法等必须注意其一致性，只有一致才具有可比性。

第二，时间单位和区间的一致性。在采用比较分析法时，比较标准的选择、指标的计算等都必须注意数据的时间及其长度的一致。无论是实际与实际对比、实际与预算对比，还是本医院同行业先进水平、竞争对手的对比，所选择的时间单位和区间都必须具有可比性，这样可以保证通过比较分析所作出的结论和判断具有可靠性和准确性。

第三，医院类型、规模、级别应大体一致。在采用比较分析法进行医院同其他医院的对比时，所选择的医院类型、规模及级别应尽量具有可比性。例如，综合性医院同专科医院之间、不同规模及级别的医院其财务资料一般不具有可比性。只有大体一致的医院之间的数据才具有可比性，比较的结果才具有实用性。

通过比较分析法计算出的结果，只是揭示了差异程度及影响差异的主要因素，要查明原因，还要利用各种资料，结合医院的实际情况，进行深入具体的分析，才能作出正确的结论，提出切实可行的改进意见。

---

① 徐元元，田立启，侯常敏，等. 医院经济运行分析 [M]. 北京：企业管理出版社，2018：8.

（二）因素分析法

因素分析法，又称连环替代法，是指在分析某一因素变化时，假定其他因素不变，分别测定各个因素变化对分析指标的影响程度的计算方法。医院的经济指标往往是由多个相互联系的因素共同决定的，当这些因素发生不同方向、不同程度的变动时，对相应的经济指标也会产生不同的影响。因此，对这些经济指标的影响因素进行分析，有助于寻找问题的根本原因，便于抓住主要矛盾，找到解决问题的线索。

因素分析法的程序是：先确定某一综合指标的各个影响因素及各影响因素之间的相互关系，并计算其在标准状态下的综合指标数值，然后依次将其中一个当作可变因素进行替换，有几个因素就替换几次，再分别找出每个因素对差异的影响程度。

因素分析法能把一个综合指标的差异分解为各个因素所占的份额，有助于了解造成差异的原因。但是，不难看出，这种方法是假定各个因素依照一定的顺序发生变动而进行替代计算的，计算出来的结果具有一定程度的假定性，它与连环替代的顺序有很大的关系，顺序改变了，各个因素的数值也就不同。因此，在采用因素分析法时，必须正确确定替代的顺序。一般来说，分析的顺序应根据指标的性质，各个组成因素的内在联系而定。

（三）直线回归分析法

直线回归分析法是研究变量间相互关系的一种数理统计方法。当影响经济指标变化的诸多因素中有一个基本的或起决定作用的因素，而且自变量与因变量之间的数据分布呈线性（直线）趋势，那么就可以运用一元线性回归方程 $y = a + bx$ 进行预测，这里 y 是因变量，x 是自变量，a、b 均为参数，其中，b 为回归系数，它表示当 x 每增加一个单位时，y 的平均增加数量。

（四）本量利分析法

本量利分析，是"成本、服务量、结余"分析的简称，又称 CVP 分析、保本分析、盈亏临界点分析。它是以成本性态分析为基础，根据医疗服务量、价格、成本、结余之间的内在联系，计算医疗服务保本点和结余额的一套分析方法。主要是研究医院在持续运营活动中有关因素的变动对收支结余的影响，为实现医院目标结余所应采取的措施，不同的服务量安排或生产方法下结余的对比分析，以及实现收支结余的最优规划等，正确地运用本量利分析法可为医院的运营决策提供有用的信息。

二、医院经济活动分析的组织

医院经济活动分析是做好医院管理的一项重要工作，要很好地组织，要有专门的机构负责领导，要建立分析的制度和分析的框架体系，明确各职能部门、医疗科室的分析责任制度，配备一定的人员，使经济活动分析工作能正常开展，提升医院经济管理水平。

（一）建立有效的统一领导、分级分析的组织体系

医院在开展医教研等各项业务过程中需要投入一定的人、财、物等医疗卫生资源，对于这些资源的配置、使用形成了医院经济活动。医院经济活动涉及医院所有的人员、部门、科室。因此，医院经济活动的分析需要全员、全院共同参与，并贯穿于医院经济管理的全过程。为了做好医院经济活动分析工作，必须建立有效的医院经济活动分析组织及制度体系。

医院的分级分析制度，应该分几级比较合适，必须从医院的实际情况出发，同医院内部的管理制度相结合。规模比较大的医院一般建立院级、科室级（部门）、班组（单元）三级经济活动分析体系，规模比较小的医院可建立院、科两级分析体系。

班组（单元）分析一般由相关人员分工负责，逐日（或按周）分析他们业务完成情况及所管理的指标，并由班组核算员汇总分析，针对计划完成情况、成绩和问题、原因和改进措施写出简要分析材料。班组（单元）的日常分析应该同班组的业务工作紧密结合在一起，采用简易的分析方法，按期（日、周）报送科室和有关部门。

科室（部门）经济活动分析是建立在班组（单元）分析的基础上，由科室专业职能人员分工负责，按月（按周、旬）分析他们所管理的各项指标的实施情况，提出存在的问题和改进措施，并编制科室（部门）经济活动分析报告，报送医院或相关部门。

院级经济活动分析是建立在科室、班组分析的基础上，在总会计师领导下，由医院各个职能科室分工负责，按月分析它们所 z 管理的各项经济指标。一般的分工是医疗业务的指标完成情况由医务处、门诊部、护理部等负责分析；人力资源配置与使用指标由人力资源部负责分析；医疗设备的配置与使用指标由设备部负责分析；药品、材料的购置与使用由相关供应部门负责分析；保障维护方面的指标由后勤等相关部门负责；有关费用及成本指标由财务及相关部门负责。在各职能科室分析的基础上，由财务部门负责综合，并编写医院的经济活动分析报告。

各个职能部门的专业分析报告，不是医疗科室、班组和日常分析的简单汇总；全院的经济活动分析，也不是各种专业分析的简单汇总。一定要抓住医疗科室、班组分析中的主要问题，注意各个环节的相互配合，抓住各项指标的相互协调、综合平衡，针对医院经营管理中的重大问题，有重点地分析和解决问题。

（二）健全医院经济活动分析制度

为了健全各项指标的分析责任制度，医院还要确定各级、各部门分析的内容，分析资

料提供部门和分析报告报送日期等制度。

医院经济活动分析的结果，要根据不同的目的和要求，采取多种形式及时公布与反馈，便于组织力量，落实措施，进一步调动员工的积极性。

经济活动分析会议是一种广泛应用、行之有效的重要分析形式。根据分析的内容，可以召开全面经济活动分析会、专业分析会或专题分析会；根据分析的范围，可分为院级经济活动分析会、科室（部门）经济活动分析会。

院级会议应每季度举行一次，有条件的也可以每月举行一次，会议由院长或总会计师主持，负责综合分析的部门做分析报告。根据分析报告所发现的问题，经过充分讨论、研究，确定改进措施。科室（部门）会议每月召开一次，由科室主任（部门负责人）主持，会议形式与院级会议相同。

（三）构建职能部门工作人员的岗位分析制度

医院的经济活动分析制度，要建立在岗位分析的基础上。采购、库存、招标、绩效、财务、医疗、门诊、护理、后勤等职能部门都应该参与到经济活动分析工作中来。医院职能部门中的每一位管理人员，都要按照个人的分工，本着干什么、管什么就分析什么的原则，建立岗位分析制，使人人关心经济活动的效果，养成善于分析总结的分析习惯。

要使职能部门人员持久地开展经济活动分析工作，各个职能部门必须由粗到细，逐步建立起一套完整的岗位分析标准、规范、流程和表格，并应该将每个职能部门所负责的经济指标融入岗位分析制度中，使之成为每一位管理人员日常工作的一部分。各职能科室应该每月召开科内分析会，分析会由科室领导主持，本科室人员全体参加，由相关人员汇报所管工作分析的内容及措施建议，领导综合，做到相互汇报，沟通情况，使每一位管理人员对部门工作胸中有数，明确自己的工作努力目标，提高工作效率。

医院经济活动分析工作涉及医院的方方面面，涉及医院所有的部门和人员。因此，每个职能部门所发现的问题，可能要涉及几个或多个部门，不是某个职能科室内部所能单独解决的，而是要由各项指标的主管科室，召集有关科室参加的专业分析会议来研究解决。职能科室之间要建立固定的协作制度，使专业分析逐步走上制度化。

（四）强化医院经济管理的基础工作

强化医院的基础工作，完善医院经济管理机制，实行预算管理和健全核算工作，是做好经济活动分析工作的必要条件。

开展医院的经济活动分析工作，必须明确医院内部各科室、部门之间的经济责任，正确考核各单位的运营成果，落实各项管理措施。医院的各项基础工作是提高核算数字准确性、划分经济管理责任的重要条件。基础工作不健全，不能加强经济核算，分析也就失去依据。所以，要加强基础工作，实行计划与预算管理，制订各项定额，健全原始记录和计量工作，同时，应该完善医院的信息系统，确保相关数据的快速及时地收集。

计划和预算管理作为落实医院战略的具体行动方案，是医院对未来整体医教研活动的规划和安排。通过预算编制、执行、分析，可以使医院经济活动有序地运行。同时，计划与预算也是医院开展经济活动分析的重要参考依据和标准，通过将实际运行结果与计划、预算比较，发现经济管理中存在的问题，找出影响预算编制、预算执行的各种因素，是实现经济活动分析科学化的重要手段。

定额是计划与预算的基础，也是考核医院经济活动的尺度，没有合理的定额就无法进行核算与分析。因此，医院要制订完整的定额，包括人员定编、支出定额、药品耗材库存定额、均次费用定额等。没有定额的要及时制订，定额不全的要补齐，定额还要随着医疗技术和管理水平的提高定期修订，并注意保持相对的稳定性。

原始记录是分析研究医院经济活动的第一手资料，因此，要把医院经济活动的原始记录建立和健全起来，包括医疗、人事、设备、供应、后勤、绩效、财务等方面，要规定各项原始数据的格式和使用方法，保证原始数据的准确性和完整性。

药品、卫生材料、其他材料的采购、发放、使用，劳务服务的使用，医疗业务服务等方面都必须搞好计量工作，提供准确的数据，以保证经济活动分析的数据真实可靠。

（五）健全医院经济活动分析信息系统

医院经济活动分析必须建立信息化分析系统，应该以财务和医教研业务活动数据为基础，借助计算机、网络通信等现代信息技术手段，对信息进行获取、加工、整理、分析和报告等操作处理，为有效开展经济活动分析提供全面、及时、准确的信息支持。

医院经济活动分析信息化系统功能模块应与医教研业务活动系统功能模块紧密集成，实现经济和医教研业务活动数据的自动生成过程，同时实现对经济和业务数据的预警或控制。

医院在实施经济活动分析信息化时，一方面应制定统一的标准和规范，实现数据的集中统一管理；另一方面应借助系统能够无缝对接，实现数据的一次采集，全程共享。并在此基础上，借助数据挖掘等商务智能工具方法，实现多维度自动报表的生成。

第三章 医院管理的基本内容

第一节 医院财务管理

一、医院财务管理的概念理解

由于医院职能的特殊性，医院财务存在一定的特殊性，因此，要正确把握医院财务管理的概念，必须理解医院资金运动与财务关系的内容。

（一）医院资金运动

医院资金运动形成了财务活动，继而形成了财务关系，因此，财务活动和财务关系都与医院的资金运动密切相关，把握医院资金运动的规律与特点是做好医院财务管理的基础。

资金是社会再生产过程中各种财产物资价值的货币表现，是物资运动的价值反映，资金运动和物资运动共同构成了生产经营活动的过程。[①] 在生产经营活动中，物资不断地运动，其价值形态也不断地发生变化，由一种形态转化为另一种形态，循环往复，形成了资金的运动，物资价值的运动就是通过资金运动的形式表现出来的，资金运动以价值的形式综合反映着生产经营过程。

在我国，公立医院（以下简称医院）是公益性事业单位，不以营利为目的，医院必须进行扩大再生产活动，满足自身生存与发展的需要，目的是更好地履行社会职能，满足社会公共需要，实现公共利益。在医院生产经营过程中，随着投入资金的运用，医院取得开展业务活动所必需的物资，并消耗一定的人力、物力、财力，用以进行医疗活动或完成一定的职能，最后又获得货币资金，用于再生产。在整个医院运营的过程中，一方面表现为实物形态的物资运动，如购置药品、卫生材料后形成库存物资，之后通过医疗过程提供医疗服务产品；另一方面表现为价值形态的资金运动，如购置药品、卫生材料后形成储备资金，提供医疗服务产品后形成医疗服务产品资金，病人结算后又取得货币资金。随着医院生产经营活动的不断进行，医院的资金总是处于不断的运动之中，医院的资金运动形成医

[①] 金玲. 医院财务管理理论与实务 [M]. 北京：中国财政经济出版社，2010：4.

院经济活动的一个独立方面，这就是医院的财务活动。

根据业务活动的性质及运动方式的不同，医院的资金运动总体上可以分为以下四类：

1. 日常医疗收支活动所形成的资金运动

日常医疗收支活动是医院在执业范围内开展的医疗、保健、康复等活动，这类活动形成的资金运动是医院资金运动的主体与核心。通常情况下，该类资金运动包括三个阶段：投入、使用及退出阶段，其中：投入阶段是资金筹集的过程，使用阶段是资金的投放、耗费及收入过程，退出阶段是结余及分配的过程，资金运动状况可表述为"三个阶段、五个过程"。

资金投入阶段，也即筹资过程，是日常医疗活动的起点和基本环节，为医院医疗活动再生产的顺利进行提供了保证。日常医疗活动资金的筹集渠道有医院净资产、负债、财政补助及科教项目资金等。医院净资产主要是专门用于事业发展的事业基金，包括结余分配转入资金（不包括财政基本支出补助结转）、非财政专项资金结余解除限制后转入的资金等；负债主要包括银行借款、预收医疗款、应付账款等；财政补助及科教项目资金主要是指可以用于开展日常医疗活动的补助收入，如：人员经费、用于基本建设、设备购置等的专项收入等。

资金使用阶段包括投放过程、耗费过程及收入过程三方面。投放过程中，医院利用筹资收到的资金进行投放，一方面进行固定资产、无形资产投入，如修建住院大楼、改造病房、进行信息化建设等，形成单位的固定资产或无形资产，货币资金形态转化为固定资金形态；另一方面购买药品、卫生材料等开展医疗服务活动所必需的基本物资，对有些医院，购置原材料等进行加工，形成医院的自制试剂或药品，总之，这个过程中，货币资金形态转化为储备资金形态。耗费过程就是提供医疗服务的过程，医院耗费药品等各种物资，开展各项检查并耗费各类仪器等固定资产，支付医生报酬及其他费用，这些消耗就是日常的费用或成本。收入过程中，医院对病人接受的服务项目或病种等进行核定，按照国家物价部门规定的收费进行结算，获得医疗收入，取得货币资金。

资金退出阶段，即资金的结余与分配过程，主要任务是对结算过程取得货币资金，按规定正确计算与分配结余。专项补助结余应当按国家规定区别处理，执行"超收上缴"的医院应当按照规定将超收部分上缴财政，用于支持本地区卫生事业发展，除了有限定用途的结余及超收上缴部分外，结余的其他部分留归医院，从医院资金运动过程中退出。

2. 医疗活动中的特殊事项形成的资金运动

医疗活动中的特殊事项是指在日常医疗活动中发生的未能取得收入的事项，这类事项往往是医院为了履行社会责任及公益性，或是管理原因造成的，如：对特殊人群医疗费用的减免、突发公共事件紧急医疗救治和预防保健任务，因住院病人逃费而发生的医疗欠费、因医院原因造成医保申报额与实际拨付额的不符等。该类事项的资金运动表现为"两个阶段、三个过程"。

这种事项的资金来源与上述医疗活动的特殊事项相同，两者的区别在于是否能够获得补偿并取得收入，如果能够取得收入则为日常的医疗活动，如果不能，则为医疗活动中的特殊事项。

医院获得投入资金后，进行资金投放、提供医疗服务，在后续环节中无法对付出的医疗服务进行补偿，也不能取得收入，因此，没有资金的结算过程，也无法取得货币资金。这类资金始于投入过程，止于资金使用阶段的服务过程，因此，只有资金投入阶段、资金使用阶段的投放过程和耗费过程，资金运动表现为"两个阶段、三个过程"。

3. 专项活动所形成的资金运动

专项活动指有专项资金来源，用于开展特定用途的、支出未计入特定对象成本的活动，如取得应急演练财政专项补助收入开展的演练活动，取得科教项目资金而用于的培训活动等。该类活动的资金运动表现为"两个阶段、两个过程"。

专项活动或两类活动的资金来源都可能是财政补助收入及科教项目收入，区别于这部分资金用于哪类活动的标志，是看该项支出是否计入了特定对象的成本，是否取得了收入，如果计入了特定对象的成本且取得了收入则为正常医疗活动，计入了特定对象的成本且未取得收入则为医疗活动中的特殊事项，未计入特定对象的成本且未取得收入则为专项活动。

取得专项活动的资金后，即进行资金的使用，用于专门的用途，资金被消耗掉，这类资金通常具有一次收支和无偿性等基本特征，资金运动经历资金投入阶段和资金使用阶段的耗费过程。

4. 对外投资活动所形成的资金运动

对外投资是医院以货币资金购买国家债券或以实物、无形资产等开展的投资活动。对外投资活动的资金运动表现为"三个阶段、四个过程"。

医院应当在保证正常运转和事业发展的前提下严格控制对外投资，对外投资的资金来源也有一定的限制，不能够使用财政拨款、财政拨款结余开展对外投资。

医院是公益性事业单位，因此，对外投资的资金投放范围也有一定的限制，只是经济活动的辅助内容，原则上不得进行营利性投资，非营利性投资范围也仅限于医疗服务相关领域，主要是购买国家债券及投资医疗相关行业。投资到期或按约定可获得投资收益，并形成医院结余，资金退出该次的资金运动过程。对外投资活动的资金运行经历了资金投入结算，资金使用阶段中的投放过程、收入过程及退出阶段，表现为"三个阶段、四个过程"。

（二）医院的财务关系

医院开展财务活动的过程中，与多个方面都有着密切的联系，在资金运动中与各方面发生的经济关系就是医院的财务关系。

1. 外部财务关系

（1）医院与主管部门的财务关系。主管部门作为医院的直接管理机构，负责当地的卫生发展及规划，医院资金总体收支及规划情况及重大事项必须经过主管部门批准，医院和主管部门的财务关系主要体现在项目资金（经费）申请、审批医院预决算及其他报表、药品等物资的采购、重大建设项目及对外投资的审批、相关财务管理制度或政策的报批等方面。

（2）医院与财政部门的财务关系。财政部门作为政府的组成部门，负有综合管理财政收支，财税政策，实施财政监督，参与国民经济进行宏观调控的职责，医院与财政部门的财务关系主要体现在：财政资金直接支付或授权支付的申请与批准、账户、相关票据及印章的使用及规范等。

（3）医院与税务部门的财务关系。税务部门是主管当地税务工作的行政机构，医院应该按照国家税收法律、法规的规定依法纳税（费），如：个人所得税、营业税、城市维护建设费等，医院应该及时、足额纳税，这是医院对国家应尽的义务，必须认真履行，医院与税务部门的财务关系反映的是依法纳税和依法征税的税收权利义务关系。

（4）医院与社会保障部门的财务关系。社会保险是国家强制规定职工及单位按一定比例缴纳的费用，主要包括：医疗保险费、养老保险费、失业保险费、工伤保险费和生育保险费等，住房公积金是单位及其在职职工缴存的长期住房储备金，是住房分配货币化、社会化和法治化的主要形式。社会保险和住房公积金都是为了职工权益及社会稳定所采取的保障措施，医院必须按照法律、法规的规定，及时足额上缴各项保险及公积金，及时办理提取手续，保障职工利益，形成医院与社保部门的财务关系。随着我国医疗保障体系的不断完善，医院在为各项医疗保险参保人员提供医疗服务的过程中，逐渐实现了与医保病人的实时结算，医院要按照医保部门规定的支付方式及其他规定，定期与医保部门结算医疗费用，形成了医院与医保部门的财务关系。

（5）医院与物价部门的财务关系。医疗服务价格是医院补偿各项耗费、与患者结算医药费用并取得收入的依据。物价部门负责医院的收费价格管理，医院与物价部门的财务关系主要表现在医药服务价格管理方面，包括制定医药价格管理政策，发放、审验《收费许可证》，收费价格制定，新增收费项目审批，对收费项目、收费标准、收费资格进行年审等。

（6）医院与审计部门的财务关系。审计部门负责当地的政府审计工作，在医院财务管理过程中，对于政府建设项目预算执行和决算情况，国际组织和外国政府援助、贷款项目的财务收支情况及其他的财务收支状况要接受审计部门的监督与审计，从而形成一定的财务关系。

（7）医院与金融机构的财务关系。医院与金融机构的财务关系主要表现在三个方面：一是医院银行账户的管理，医院必须按照规定程序使用及管理银行账户；二是支付结算业务关系，医院必须按照国家有关支付结算办法及银行的有关规定办理日常的收支业务；三是借贷关系，如医院按规定向金融机构取得借款后就形成了借贷关系，具有还本付息的义务。

（8）医院与医疗服务接受方之间的财务关系。医院向患者提供医疗服务后，患者应该按照国家规定的收费项目或病种等向医院支付相关的医药费用，医院与患者之间的财务关系主要表现在医药预交金的收取与退还、欠费的收取与补缴、医药费用的清算，此外，为方便病人结算，医院负有垫付患者医保报销款的义务，对于特殊人群或特殊事项，医院要处理医药费用的减免等。医院按照合同等的约定向单位职工提供医疗服务时，相关单位应该按照付费标准或合同约定向医院支付款项，形成了医院与接受医疗服务单位之间的财务关系。

（9）医院与供应商的财务关系。医院资金投放阶段，需要购置药品、卫生材料、仪器设备及进行房屋等基建工作，供应商根据医院需要提供劳务或物资，医院与有关单位发生了商业信用，从而产生了医院与供应商的财务关系，主要反映的是债权债务关系或是合同义务关系。

（10）其他外部财务关系。如：医院与投资单位之间的财务关系等。如果医院吸收社会资本入股，则投资单位与医院就形成了投资与被投资的关系，投资单位在医院的股权体现了所有权的性质，投资单位可以从医院分得投资收益，医院与投资单位之间主要反映的是投资与分享投资收益的财务关系。

2. 内部财务关系

（1）医院与各科室及各科室内部的财务关系。一般来说，医院各科室与财务部门都要发生领款、报销、代收、代付的资金结算关系，在实行成本管理与核算的要求下，医院各科室之间的物资领用及提供的服务都需要进行结算，产生了各科室之间的计价及结算关系，同时，医院要对各类科室之间的成本进行归集与分配，这样，医院与各部门及各部门之间就产生了财务结算关系，体现着他们之间的经济利益关系。

（2）医院集团内部的财务关系。随着医院集团化发展趋势的产生，医院集团内部之间也必然发生一定的联系：紧密型医院集团的核心由各主体共同提供医疗服务，由医院集团管理层统一协调运营，以集团为单位进行统一管理、统一核算，各主体之间资金往来与成本分摊等形成了财务关系；松散型医疗集团成员医院各自独立运营，主要通过合作等方式与集团联合，各独立主体之间开展的合作与资金结算形成了该类集团医院的财务关系。

（3）医院与职工之间的财务关系。医院与职工之间的财务关系主要体现在医院向职工支付工资、津贴及奖金等劳动报酬过程中所形成的经济关系，体现着职工与医院在劳动成果上的分配关系，医院必须按照国家的政策合理分配。此外，职工向医院的借款、医院代职工垫付款项、医院代扣职工款项及职工科研课题开支等事项都会形成医院与职工之间的资金结算关系。

二、医院财务管理的内容与任务

医院财务管理是组织医院的财务活动，处理财务关系的一项经济管理工作。具体来说，是指医院为实现运营目标、体现公益性，在组织医院财务活动、处理财务关系的过程中所进行的预测、决策、计划、控制、分析、考核、监督等经济活动中所进行的经济管理工作的总称，是对医院运营过程中的价值管理。

（一）医院财务管理的内容

按照管理内容的不同，医院财务管理的主要内容可以分为：预算管理、筹资管理、对外投资管理、营运资金管理、固定资产及无形资产管理、收支结余及分配管理、成本管理、资本经营、纳税筹划、财务活动分析和评价等方面。

1. 预算管理

预算是医院按照国家有关规定，根据事业发展计划和目标编制的年度财务收支计划，医院预算是医院开展财务活动的出发点的基本依据，是各级各部门工作的奋斗目标和协调工具，也是控制的依据和考核的标准。医院应当实行"核定收支、定项补助、超支不补、结余按规定使用"的预算管理办法，有条件的医院可以开展其他方式的试点，各医院应当在预算管理办法的基础上，开展全面预算管理，建立健全预算管理制度，规范预算的编制、审核、执行、调整、决算、分析和考核等工作。

2. 筹资管理

医院筹资是指医院根据卫生事业发展的需要，通过一定渠道采取适当的方式，获取所需资金的一种行为，医院筹资是医院资金运动的起点，是医院正常运行的保障。医院筹资应该严格遵循国家对财政补助资金、医院结余、负债等管理的相关规定，合理选择筹资方式及筹资额度，把握各类资金所占比例，控制负债比例。

3. 对外投资管理

医院开展对外投资有严格的限制，必须在保证正常运转和事业发展的前提下严格控制并按规定报批，严格按照国家规定在国家允许投资范围内投资，加强对投资效益、收益与分配情况的监督，确保国有资产的保值增值。

4. 营运资金管理

医院营运资金是流动资产减去流动负债后的差额。流动资产是指可以在 1 年内（含 1 年）变现或者耗用的资产，在医院业务活动中，流动资产参加循环周转、不断改变其形态；流动负债是偿还期限在 1 年以内的负债，通常要用流动资产或提供劳务进行偿还。医院要合理控制流动资产和流动负债的比例，保持适当的营运资金持有量，既要防止营运资金不足导致运营压力及财务风险增大，又要避免营运资金过多导致运营效率差。

5. 固定资产管理

固定资产是指单位价值在 1000 元及以上（专业设备单位价值在 1500 元及以上），使用期限在 1 年以上（不含 1 年）并在使用过程中基本保持原有物质形态的资产，医院固定资产主要包括房屋及建筑物、专用设备、一般设备及其他固定资产四类，医院应建立专门管理机构或专人对固定资产实施管理，根据获得方式的不同合理计算固定资产的成本，按照固定资产性质采用合理的方式计提折旧，采用信息化手段做好固定资产管理，提高使用效率，并做好出售、转让及报废工作中的资产管理。

6. 无形资产管理

无形资产是指不具备实物形态而能为医院提供某种权利的资产，医院应做好无形资产的计价工作，按照规定做好无形资产的摊销及处置工作，充分发挥无形资产为医院服务的效能。

7. 收支结余及分配管理

收支结余是医院收入与支出相抵后的余额，包括业务收支结余、财政项目补助收支结转（余）、科教项目收支结转（余），各类要按照规定的要求及程序进行结转或使用，正确计算与分配结余。医院结余资金要按照规定纳入单位预算，在编制年度预算和执行中需追加预算时，按照财政部门的规定安排使用。

8. 成本管理

成本管理是指医院通过成本核算和分析，提出成本控制措施，降低医疗成本的活动。成本核算是指医院将其业务活动中所发生的各种耗费按照核算对象进行归集和分配，计算出总成本和单位成本的过程。根据核算对象的不同，可以分为科室成本核算、医疗服务项目成本核算、病种成本核算、床日和诊次成本核算。成本分析是通过将一定期间内的实际数与计划数等比较，揭示成本计划完成情况及差异，并分析原因为后续工作提供依据的管理活动。成本控制是运用科学的方法对医院运营过程中实际所发生的各种费用进行严格的审查和限制，以降低医院成本的管理工作。

9. 资本经营

医院资本经营是以实现医院资产保值增值为目的，以价值形态经营为特征，通过生产要素的流动与重组，优化资源配置，对医院资产进行综合运营的一种经营活动。医院要在保证医院公益性的前提下，在政策范围内对可以支配的资源和生产要素进行运筹、谋划和优化配置，以实现最大限度的资本增值目标。

10. 纳税筹划

　　纳税筹划指纳税人通过筹资、投资、收入分配、组织形式、经营等事项的事先安排、选择和策划，在合法的前提下，以税收负担最小化为目的的经济活动。按照国家规定，对非营利性医疗机构按照国家规定的价格取得的医疗服务收入、免征各项税收，医院纳税筹划主要涉及非医疗服务而取得的其他收入征收的营业税、房产税、营业税及附加、企业所得税以及职工的个人所得税等。

　　11. 财务活动分析和评价

　　医院财务活动分析是以医院会计核算资料和财务会计报告为主，结合医疗统计和其他有关资料，检查医院经济活动过程中计划预算执行情况，通过与本单位以前年度或最好时期相应指标的比较，或与同类医院相应指标的比较，以评价工作业绩，总结经验教训，提出改进工作的意见或措施，更好地服务于医疗活动。财务分析评价的主要内容包括：医院业务开展情况分析、财务状况分析、劳动生产率分析、医院盈利能力分析、医院成本效益分析、医院财产物资利用情况分析、医院内部报表分析等。

（二）医院财务管理的任务

　　任务是指承担的工作或担负的责任，医院财务管理的任务就是按照医院的职能及管理的要求，医院财务管理所应该承担的工作或具体的责任。

　　医院财务管理的主要任务包括：科学合理编制预算，真实反映财务状况；依法组织收入，努力节约支出；健全财务管理制度，完善内部控制机制；加强经济管理，实行成本核算，强化成本控制，实施绩效考评，提高资金使用效益；加强国有资产管理，合理配置和有效利用国有资产，维护国有资产权益；加强经济活动的财务控制和监督，防范财务风险。

　　第一，科学合理编制预算，真实反映财务状况。医院预算是医院按照国家有关规定，根据事业发展计划和目标编制的年度财务收支计划，医院预算是医院开展财务活动的出发点的基本依据，是各级各部门工作的奋斗目标和协调工具，也是控制的依据和考核的标准。医院应将一切财务收支活动纳入预算管理，编制收入和支出预算。医院要充分结合年度事业发展计划，充分调动全院参与，充分利用科学合理的方法编制预算，坚持以收定支、收支平衡、统筹兼顾、保证重点的原则，不编制赤字预算，科学合理地反映医院年度财务计划。

　　第二，依法组织收入，努力节约支出。医院要依法组织收入，严格执行国家的物价政策，建立健全各项收费管理制度，各项收费必须按照有关规定使用财政部门统一监制的票据，严禁使用虚假票据，各项收入要全部及时入账，纳入财务部门统一管理，不得另设账目管理，严禁私设"小金库"。医院要严格执行国家有关财务规章制度规定的开支范围及开支标准，严格执行政府采购和国家关于药品采购的有关规定，严格控制人员经费和管理费用，做好专项资金管理，努力节约支出。

第三，健全财务管理制度，完善内部控制机制。医院除了要遵守国家相关的法律法规外，还要建立健全单位内部的财务管理制度，规定医院内部财务活动的要求与规则，厘清内部财务关系，明确各方的责权利关系，使财务管理工作有法可依、有章可循，实现规范化、精细化财务管理。医院财务管理制度主要包括：预算管理制度、收入管理制度、各项费用支出开支管理制度、财务审批制度、各类资产管理制度、投资管理制度、重大经济事项计提决策及责任追究制度、成本管理制度、绩效管理制度等。同时要完善内部控制机制，建立良好的内部控制环境，全面评估运营过程中的各项风险，采取科学合理的措施开展内部控制，保证医院内部信息传递畅通、高效、透明，定期开展内部控制运行效果的评价，确保内部控制有效运行。

第四，加强经济管理，实行成本核算，强化成本控制，实施绩效考评，提高资金使用效益。医院要加强经济管理，重视成本管理工作，明确成本核算对象，主动开展科室成本核算，准确反映科室成本开支状况，积极开展病种成本及诊次、床日成本核算，提供全面的成本核算资料，在此基础上采取多种方法及时分析成本变动的趋势及原因，把握成本变动的规律，并利用多种方法开展成本控制，同时要建立科学合理的绩效管理制度，充分调动医务人员工作积极性，在保证医疗服务质量的前提下降低成本费用支出，切实减轻患者的经济负担。

第五，加强国有资产管理，合理配置和有效利用国有资产，维护国有资产权益。加强医院的国有资产管理，是防止国有资产流失，提高资产使用效益的客观要求，医院要设置专门的管理机构采用现代化的电子信息化手段对医院的国有资产进行管理，并建立健全相关管理制度。医院要重视和加强对国有资产购置、使用、报废等环节全方位管理，严格遵守国家招标采购及政府采购法等有关要求，降低采购成本、确保资产质量，避免采购过程中贪污腐败现象的发生；财务部门及资产管理部门要及时对资产的购进及使用进行账务处理，科学合理计提折旧及进行摊销，准确反映资产价值，并对大型资产实行责任制，定期分析大型设备的使用效益；定期或不定期对各类资产进行盘点，及时处理盘点中出现的问题；资产报废时，要按照严格的审批手续进行，确保有效利用资产，避免国有资产流失。

第六，加强经济活动的财务控制和监督，防范财务风险。医院要建立健全内部监督制度和经济责任制，根据有关法律、法规和财务规章、制度，运用特定的手段进行财务控制和财务监督，对财务活动中脱离规定目标的偏差实施干预并进行校正，对各项财务活动进行监察和督促。医院要实行事前、事中和事后相结合，日常检查与专项检查相结合的财务监督与控制措施，及时发现医院预算管理、收支管理、资产管理、负债管理等方面的问题并加以督促、纠正或处理，防范财务风险，维护财经纪律，保证各项运营活动的顺利开展。

第二节 医疗设备档案管理

一、医疗设备档案概述

（一）建立医疗设备档案的目的及作用

设备档案资料是设备制造、使用、管理、维修的重要依据，为保证设备维修工作质量、使设备处于良好的技术状态，提高使用、维修水平，充分发挥设备档案资料为日常设备管、修、用服务的职能，特制定本制度。

"医疗设备档案管理不仅与病人密切相关，而且对医院的发展、壮大影响重大。"[1] 随着科学技术的发展，医疗设备在医疗诊断、治疗、科研中发挥着越来越重要的作用。建立医疗设备档案，并不断补充完善其内容，充分利用档案资料数据是做好医疗设备管理工作的重要条件。完整的医疗设备档案可为设备有效使用、保养、维修提供科学依据；为临床科室提供准确、有效的技术支持；为处理医疗纠纷提供有力的证据。

目前，各医院虽然普遍建立医疗设备档案，但是仍然存在许多不足，不能充分发挥医疗设备档案的作用。主要表现在：医院主要领导多数是临床科室出身，缺乏档案管理意识、不重视档案管理软硬件建设；医疗设备档案管理停留在购置阶段，缺少使用维护管理档案，档案利用价值不高；档案管理信息化程度不高，存储、查阅、使用不方便等。

（二）医疗设备的档案管理职责

医疗设备的档案管理是指医疗设备具体信息的记录与维护，其信息更新周期从临床科室提出需求申请开始，直至设备达到使用年限或因其他原因报废为止。建立完整的医疗设备档案需要设备科、使用科室、经销公司三方的互相配合。医院可以建立《医疗设备档案管理制度》《医疗设备采购管理制度》《医疗设备维护管理制度》《医疗设备使用管理制度》《医疗设备报废管理制度》等一系列制度及流程，同时定期开展制度流程培训学习，用制度规范档案管理工作，有章可循、有规可依，用制度规范人，靠制度管理人，有效保证档案管理工作的顺利进行。

设备档案资料对医院的资产管理起着至关重要的作用，对其管理的主要负责部门是医院设备动力科，主要应做好的工作是：资料来源的组织工作；归集记录工作；资料加工分

---

[1] 孙德卿，张婧，陈琦，等. 新时期医院医疗设备档案管理策略 [J]. 生物医学工程学进展，2020，41（01）：52-54+62.

析工作；归档审定工作以及资料使用过程的管理工作。

设备的档案资料应统一存放于医院档案室。除了设备动力科可保留部分常用设备资料（主要应为复制件），凡是需用资料的部门均应到档案室借用。医院档案室管理员应严格按医院制定的《档案管理条例》，加强对设备档案的管理包括资料借阅和审批手续等。

1. 医院负责人的职责

（1）领导和动员全体员工认真贯彻执行《医疗器械监督管理条例》《医疗器械经营监督管理办法》等国家有关医疗器械法律、法规和规章等，在"合法经营、质量为本"的思想指导下进行经营管理。对医院所经营医疗器械的质量负全面领导责任。

（2）合理设置并领导质量组织机构，保证其独立、客观地行使职权充分发挥其质量把关职能，支持其合理意见和要求，提供并保证其必要的质量活动经费。

（3）表彰和奖励在质量管理工作中作出成绩的员工，批评和处罚造成质量事故的人员。

（4）正确处理质量与经营的关系。

（5）重视客户意见和投诉处理，主持重大质量事故的处理和重大质量问题的解决和质量改进。

（6）创造必要的物质、技术条件，使之与经营的质量要求相适应。

（7）签发质量管理体系文件。

2. 质量管理人员的职责

（1）全面负责医院的质量管理工作，对本医院经营全过程的质量管理工作进行监督、指导、协调，有效实施质量否决权。确保单位贯彻执行国家有关医疗器械质量管理的法律、法规和行政规章。

（2）负责对供货企业质量审核。

（3）负责开展对单位职工产品品质量管理方面的教育培训工作。

（4）负责指导和监督医疗器械验收、保管、养护中的质量工作。

（5）对不合格医疗器械进行控制性管理，负责不合格医疗器械报损前的审核及报损、销毁医疗器械处理的监督工作，监督做好不合格医疗器械的相关记录。

（6）负责各类质量记录、资料的收集存档工作，保证各项质量记录的完整性、准确性和可追溯性。

（7）负责产品不良反应信息的处理及报告工作。

（8）定期检查配送中心（门店）的环境及人员卫生情况，组织员工定期接受健康检查。

3. 验收员的岗位职责

（1）严格按照法定现行质量标准和合同规定的质量条款对医院购入的医疗器械进行逐

批验收，验收合格的准许入库销售，不合格的不得入库销售。

（2）验收医疗器械质量应检查以下内容：①由生产企业质量检验机构签发的加盖企业原印章的医疗器械检验合格证；对于一次性使用无菌医疗器械，应向原生产企业索取按批次的检验报告书，加盖企业红色印章，必要时，也可以抽样送检验部门检验。②重点验收产品的标识，外观质量和包装质量是否符合相关标准的规定。对验收合格品应当做好验收记录；对于不合格品必须拒收，经审核后，放入不合格区。

（3）验收中发现质量变化情况，及时进行系统锁定并上报质管部。

（4）必须购进经过注册（备案）、有合格证明的医疗器械产品，收集并保存所经营产品的注册证、备案表的复印件及相关国家标准、行业标准的有效版本。同时做好购进记录，记录保存至产品有效期满后两年；无有效期的，不得少于 5 年备查。

（5）对购进进口产品，应有中文标识及产品说明书，并经国家食品医疗器械监督管理局批准的合法证明文件（注册证）。购进首次进口的医疗器械，应该向国家食品医疗器械监督管理局提供该产品的说明书、质量标准、检验方法等有关资料和样品以及出口国（地区）批准生产销售及证明文件。

（6）不得从无医疗器械生产许可证或者无医疗器械经营许可证的企业购进医疗器械。

（7）不得购进未经注册或者备案、无合格证明文件、过期、失效、淘汰的医疗器械及国家食品医疗器械监督管理部门禁止使用的医疗器械。

（8）购进医疗器械必须有合法的原始票据、凭证和购进记录，认真填写购进医疗器械记录，做到票、账、物相符。

（10）购进医疗器械各种原始票据、凭证、合同、协议书、记录等必须建立档案，妥善保存五年。

4. 维修养护、售后人员的职责

（1）坚持"质量第一"的原则，在质量负责人的指导下，具体负责医疗器械的养护和质量检查工作。

（2）负责对医疗器械定期进行循环质量检查，并做好检查记录。

（3）做好温湿度监测管理工作，每日上、下午定时各一次对温湿度作记录。

（4）根据气候环境变化，对医疗器械产品作出相应的养护措施。

（5）正确使用养护、计量设备，并负责对仪器设备的管理、维护工作，建立仪器设备管理档案，定期检查保养。

二、设备档案管理的内容范畴

(一) 设备档案资料的收集

第一，设备管理部门负责图纸资料的收集工作，将设计通用标准、检验标准、设备说明书以及各种型号的设备制造图、装配图，重要易损零件图配置完整。

第二，新设备进医院，开箱应通知资料员及有关人员收集随机带来的图纸资料，如果是进口设备需提请主管生产（设备）的领导组织翻译工作。随机说明书上的电器图，在新设备安装前必须复制，以指导安装施工，原图分级妥善保管。

第三，设备检修与维修期间，由设备管理部门组织医院技术人员及有关人员对设备的易损件、传动件等进行测绘，经校对后将测绘图纸汇总成册存档管理。

第四，随机带来的图纸资料及外购图纸和测绘图纸由设备管理部门组织审核校对，发现图纸与实物不符，必须做好记录，并在图纸上修改。设备管理部门组织将全医院设备常用图纸如装配图、传动系统图、电器原理图、润滑系统图等，进行抽晒制后供医院维修使用，原图未经批准一律不外借或带出资料室。

(二) 设备档案资料的整理

1. 图纸的分类整理

所有进入资料室保管的蓝图，资料员必须经过整理、清点编号、装订（指蓝图），登账后上架妥善保管。

图纸入资料室后必须按总图、零件、标准件、外购件目录、部件总图、零件的图号顺序整理成套，并填写图纸目录和清单，详细记明实有张数，图面必须符合国家制图标准，有名称、图号，有设计、校对、审核人签字。

2. 底图的保管

（1）所有底图按设备类别清点、编号、记账以保证抽晒、归还准确无误。

（2）底图的修改应由设备管理部门有关负责人员签名（盖章）批准，注明修改日期。

（3）底图作废、销毁，应由资料员提出交设备管理部门组织技术员分别核实，确定无保存价值者，列出清单，经设备管理部门负责人批准后方可销毁。

3. 动力传导设备技术档案资料的保管

动力传导设备技术档案资料是指蒸气管系、压缩空气管系、乙炔管系、氧气管系、高低压电力电缆、电力架空线路、电话电缆等的平面附设布置图。

动力传导设备档案资料由设备管理部门组织有关技术人员按照各种电缆、管道的实际附设走向进行测绘，底图交医院资料室作密级资料保管。

档案资料必须保持与实物或实际情况相符，根据医院管线布置变动的情况，档案资料必须作相应的变动，修改后归档。

（三）医疗设备档案的利用

建立医疗设备档案的目的在于通过利用档案信息加强医疗设备管理。要实现医疗设备动态、精确管理，档案建立必须涵盖申购、立项、论证、考察、选型、采购、安装、使用、报废等每一个环节的事项，做到内容齐全、动态更新，一般由商务、技术和使用维护记录三个部分组成。①

1. 商务档案的建立

商务档案包括医疗设备购置申请、审批文件、可行性论证报告、招标文件、供应商资质、商检证明、订货合同书、海关报关单及发票复印件等。

档案管理员从医疗设备审批通过开始在互联网管理平台建立档案，根据医疗设备分类建立档案编号，档案编号与医疗设备编码一致，为档案查阅打下基础。其中购置申请、审批文件，可行性论证报告由档案管理员扫描上传；招标文件、供应商资质、商检证明、订货合同书、海关报关单及发票复印件由经销公司经授权后登录平台上传，档案管理员审核。订货合同不仅要上传扫描件，而且还要录入设备型号、价值、付款方式、生产厂家、经销公司、保质期限、到货时间、培训要求、附加条件、联系人、联系电话等重要信息，为财务付款和工程人员验收、维修设备提供档案信息。商务档案是建立医疗设备档案的基础，也是出现纠纷时的法律依据，必须资料完整，数据准确。

2. 医疗设备技术档案

医疗设备技术档案是指设备到货验收的相关资料，主要包括验收时设备配备的操作手册等相关资料、备用零部件及初始测试部件、设备验收报告、设备厂家提供的培训记录、预维护方案等。操作手册、培训记录、预维护方案由经销公司扫描电子版上传管理平台，验收报告由工程人员上传。技术档案建立电子文件为工程人员维修设备及本级保养提供依据，相对查阅纸质档案更加方便快捷。而且档案建立在互联网管理平台，工程人员在维修过程中可通过智能手机直接登录网页查看操作手册、线路图，避免纸质档案借阅造成的破损及丢失，有利于档案存储的完整性。

3. 使用、维护医疗设备档案

医疗行业对医疗设备质量安全越来越重视，建立使用维护档案，时刻关注医疗设备运行状况尤其重要。使用维护档案包括日常使用数据、日常维修保养记录、厂方的派工维修工单、计量报告（非强制检定设备除外）。

---

① 蒋飞. 现代医院管理精要［M］. 北京：科学技术文献出版社，2019：192.

日常使用情况由设备科档案人员通过 HIS 系统收集汇总导入互联网管理平台，为医疗设备使用效益分析提供数据。日常保养记录指使用科室对环境清洁、温湿度、使用前后电源、水路光线及其他附件运转情况进行记录；定期维护记录指工程人员对设备供电电源是否标准，金属连接部件是否出现生锈或松动，易损部件是否正常，连接线、气路和管路是否老化及更换情况进行记录；日常维修记指医疗设备故障维修，零配件更换情况的记录，厂家上门维修记录；强制检定设备检测周期及检测状况等分别由使用科室和工程人员直接在互联网管理平台完成，建立医疗设备使用维护档案。使用维护档案的建立实现医疗设备动态管理，工程人员可以通过查阅档案信息了解设备历史情况，从而准确快速对故障作出判断，有效提高维修效率，节约成本开支；同时为新入工程人员提供宝贵的学习资料，有利于人才的培养和技术经验的积累，让维修工作变被动为主动，从而保证设备质量安全。

医疗设备档案网络信息化管理是现代医院医疗设备实现精确管理的必备条件，是实现档案资料电子化，录入查询信息化，统计数据精准化的重要手段，弥补纯纸质档案管理的不足，有效提高工作效率。然而信息化同时，纸质原始档案的管理同样不可忽视，纸质档案具有法律效力，是医疗设备管理追踪溯源的源头，有着电子档案不可替代的作用。只有电子档案和纸质档案同步管理才能真正发挥医疗设备档案的价值，从而为医院的长远发展作出有力的贡献。

4. 报废医疗设备档案处置

对于报废设备的档案留存，《医疗器械使用质量监督管理办法》第十五条明确规定"对使用期限长的大型医疗器械，应当逐台建立使用档案，记录其使用、维护等情况。记录保存期限不得少于医疗器械规定使用期限届满后 5 年或者使用终止后 5 年"医疗设备报废后，工程人员填写报废单，在管理平台录入报废时间、原因、残值处理情况。电子档案转入历史信息库，为同类设备采购、维修提供参考；纸质档案标记报废字样，是医疗纠纷的法律依据，价值不可忽视。

第三节　医疗耗材档案管理

在当今高新技术被广泛使用于医疗领域的新形势下，医用耗材在医院医疗成本中所占的比例也在日益攀升，其科技含量也在不断地递增，种类也越来越多样化，涉的领域也在日益延伸。医用耗材的提供服务水平及科学管理与医疗工作密不可分，所以，强化管理医用耗材就显得尤为重要。而医用耗材的档案管理是管理医用耗材的基本依据，也是确保医用耗材应用过程有效性及安全性的关键环节。

一、医用耗材档案管理的内容

(一) 采购认证环节的管理

该环节的医用耗材的档案主要牵涉到供货商与医疗机构签署的所有合同协议、供货商的资质以及医疗仪器的合格证明文件等。医疗机构与供货商签署的所有合同协议主要包含供应企业与医院签署的反商业贿赂的采供廉洁协议和供应企业与医院签署的采供合同,其是由供应企业和医院两方签字盖章共同签署的医院采供合同,同时还应将此企业名下所供应产品的价目明细表附加于合同之后。而医疗器械的合格证明文件及供货商的资质都是由终端供应企业提供,再经过医院方资质管理人员审核之后才能归入医疗耗材档案。其主要涵盖以下几类材料:

第一,终端供应商的资质:主要包含终端供应商的经营企业许可证、组织机构代码证、企业法人营业执照、税务登记证以及供应公司法人授予业务员的个人授权,同时应当将业务员的身份证复印件附带于个人授权之后。倘若终端供应企业和生产厂家之间不是直销关系,应当根据授权关系再附加供应企业的上一级代理商的经营企业许可证、组织机构代码证、企业法人营业执照、税务登记证、上级代理商授予终端供应企业的授权认证书以及生产厂家授予上一级代理商的产品配送委托声明。

第二,生产厂家资质:主要涵盖生产企业的许可证、组织机构代码、生产厂家的企业法人营业执照、生产厂家授予供应公司的产品配送委托声明以及生产企业的税务登记证等。

第三,产品资质:主要涵盖医疗器械产品注册登记表、产品的中华人民共和国医疗器械注册证(或备案证明)以及某些产品因规格型号复杂而附加的注册申请表附页等。

(二) 临床使用环节的管理

临床使用环节主要包括高值植入性耗材的验收使用状况以及医用耗材的出入库等方面。此环节的医用耗材档案主要牵涉到领用导管介入类耗材的登记表、验收与使用高值植入性耗材的情况表以及医用耗材的出入库单据。

(三) 质量反馈环节的管理

质量反馈环节主要包括医用耗材的不良事件报告,而此环节的医用耗材档案主要牵涉到医疗器械不良事件反馈表、各种文件的更改记录以及政策性处理和停用记录。

二、医用耗材档案管理的提高途径

（一）保证医用耗材档案的真实性

在招标与采购医用耗材之前，应当对产品、生产厂家及供应企业的有关证件加以细致的审查，以保证材料的真实性。这是避免假冒伪劣产品流入医院的首要环节，管理医用耗材档案的人员应当对其加以高度重视。具体要求表现在以下几方面：

经营企业应当将企业法人的营业执照、法人代表委托授权书、生产厂商产品质量保证书、企业简历、法人代表身份证复印件、医疗器械经营企业许可证、生产厂商授权书以及被授权人身份证复印件等合法有效的证照加以如实的提供。另外，还应当把医疗器械生产企业许可证（必须包括生产三类医疗器械产品的范围）、医疗器械注册证、商标注册证、生产企业法人营业执照、医疗器械质量管理体系认证证书、产品保险凭证、产品检验报告、产品详细清单以及产品使用与介绍说明等生产厂商的资料加以全面提供。此外，上述全部资料都应当盖印企业公章，以表明对材料真实合法性的负责。在进行采购谈判的过程中，应当出示企业所持有资料的复印件及原件，通过审核之后，应当将复印件留下备案，而原件应当退回，每个证明都必须利用国家市场监督管理总局等有关网站进行对比，以验证证件的真假，避免假冒伪劣产品进入医院。对于关节类或内固定材料等成套产品应当出示详细的清单，各个部件都应当粘贴条形码。

（二）保证医用耗材档案的完整性

医用耗材档案的完整性就是指其所储存的文件应当涵盖其应用前后各个环节的信息以及具体应用中任何一种医用耗材的信息，利用信息查询能够查询到任何想要查询的信息。

首先，应当及时地把医院招标确定应用的耗材的证件资料信息录入电脑数据库，并对其进行分类建档、分类管理，以便长久的存储。为了方便管理，通常会将医院常用的耗材进行分类，主要可分成：普通一次性耗材、低值器械以及高值医用耗材，而依据不同的临床专业，又可将高值医用耗材划分成神经介入类、心脏瓣膜类、麻醉材料类、心脏介入类、消化材料类、人工关节类、外周血管介入类以及其他医用类。

然后，应当把供应商代理的生产厂商所生产的产品的所有信息录入电脑，包括产品的品牌、价格、型号、品名、产地、规格、产品的有效期以及注册证号等，再通过扫描技术把高值医用耗材的相关信息录入电脑数据库，如高值医用耗材的产品说明书、注册登记表以及注册证等信息。这样医院库房利用医院内部的局域网可以得知已到的产品的注册证与存档的材料是否相同，而且还可以防止假冒伪劣产品流入库房。临床科室也可以通过医院内部的局域网来查询产品的说明书及其他有关信息。

（三）保证医用耗材档案的有效性

医用耗材的档案管理过程属于一个动态的管理过程，而不是静态的。这是因为在临床应用过程中，随着已有业务量及患者数量的递增，随着新的项目及新技术的不断实施，医院会不断流入各类新的材料。另外，在应用医用耗材的过程中，随时都会产生新的资料，此时，管理档案的人员则应当及时地对相关的纸质文件材料及电脑数据库中的数据进行更新。

譬如，每种新的材料在流入医院以前，都需要经过一个申请审批的过程，这也是一个不可或缺的过程，此时便会产生新的申请审批表，另外，也会产生与其相对应的有关资质的证明材料。

生产厂家的生产企业许可证及供应商的经营企业许可证都只有五年的有效期，而倘若已经录入电脑数据库的实际在用的医用耗材达到有效期了，那么，必须由生产厂家或供应商给予新的证件。另外，尽管有些产品注册证件还没达到有效期，可是因为某些原因必须更换新的注册证时，如产品的外包装标识等出现实质文字性的改变，那么验收人员在进行验收时，应当密切注意具体产品的标识与电脑上所录入的信息是否相同，倘若发现不相符，应当及时地通知管理档案的人员对信息进行更新，同时还应当保存相关的实质的纸质文件，以确保医用耗材档案的有效性。

三、医用耗材档案信息化管理

现在许多医院已经实现医用耗材档案内部局域网信息化管理，但是由于医用耗材档案资质证件多，更新速度快，需要供应商参与配合，内网管理突显被动。存在的问题主要有：供应商不能直接从内网获取信息，资质证件更新不及时；医用耗材档案管理停留在资质证件管理阶段，缺少对供应商及耗材的评价分析；档案信息查阅不方便等。

为进一步实现医用耗材动态管理、精确溯源，医院可以以互联网为依托，建立供应商管理平台，采取外网与内网相结合的模式，对医用耗材档案管理进行探索。

（一）实现医用耗材档案管理信息化

以互联网为依托，建立医疗器械管理系统网站，以医疗器械和供应公司为管理对象，构建一个医疗器械互联网管理平台。系统通过设置用户权限，管理员、相关部门、供应商可登录网站、上传资质数据、查阅档案信息、传递数据。通过供应商上传公司、产品资质证件，医院审核的程序实现医用耗材档案管理电子化；通过系统自动筛选、统计、报警功能，实现档案管理精细化、动态化；通过 webservice 与 HRP、HIS 系统对接传送数据，实现资源、信息共享。简化工作程序，避免重复劳动，有效提高工作效率。

（二）积极建立医用耗材档案

依据医用耗材的供货特点，采取"一供应商一档"形式，为每一个供应商建立一个档案。在互联网管理平台设置医用耗材档案管理模块，设备科上传申购单、论证审批结果等档案。供应商登录网站，上传供应商、生产厂家、代理公司三证；销售授权书、业务员授权书、产品注册证、与医院签订的采购合同等资质证件的扫描件，设备科管理人员审核通过建立电子档案。同时，供应商录入各证件名称、编号、效期建立电子档案目录表。由供应商直接通过系统上传资质证件，档案收集工作更加方便快捷；电子档案的建立节省档案存储空间；电子档案目录的建立，为档案查询提供原始依据。

（三）强化资质证件效期管理

医用耗材资质档案具有种类繁多、更新频繁、查阅频繁等特点。原有内网档案管理系统虽然设置档案效期预警，但是供应商不能直接获取信息，证件更新不及时，医用耗材质量安全得不到有效保证，容易引起医疗纠纷。利用互联网管理平台进行档案管理则可以避免这种情况发生。互联网管理平台根据医用耗材资质证件有效期设置提前一个月预警，及时提醒供应商更新资质证件。如果到达有效期仍然没有更换新证件，系统自动向采购人员及库管人员发送指令停止采购和发放相应耗材品种，从而保证医用耗材安全使用，实现医用耗材档案动态管理。

（四）积极建立供应商评价档案

医用耗材的管理不仅是采购和使用的管理，还包含供应商的配套服务及产品质量安全。建立供应商评价档案就是本着公平竞争的原则，通过综合考核，给优质供应商提供更多的与医院合作的机会，同时督促供应商及时认识不足和不断提高服务质量，医院因此而获得更多的优质产品、更好的服务支持及更合理的成本控制等管理效益。

对供应商的评价从产品性状及供应商愿望、实力、保障能力四个方面着手。通过临床反馈产品应用效果，不良事件发生，国家官方网站发布的安全事件通报，资质证件更新速度评价产品性状；通过统计供应商配送耗材效率，对质量投诉配合处理态度，根据医院要求改进的积极性评价供应商与医院的合作愿望；通过衡量供应商资金实力，与医院合作的资历，产品提供能力，销售总额等评价供应商实力；通过统计产品验收合格率，同一地区价格差异及降价幅度评价供应商的保障能力。以网络系统为数据来源，供应商评价结果更加客观、公正，为医院领导对卜一步耗材采购提供意见更有指导性。

档案信息化建设就是在档案管理活动中全面地应用现代化信息技术，对档案信息资源进行处置、管理和提供档案的利用服务。医用耗材实行网络信息化管理，利用网络强大的数据基础，真正实现档案管理与实物管理的相结合，及时更新档案同时，有效保证医用耗材安全使用，从而切实保障患者生命安全。如何完善网络体系，更加方便快捷为医患服务是我们继续努力的方向。

总之，管理医用耗材的档案是提升医用耗材管理工作的根本保障，其对管理医院具有极其重要的意义。特别是当出现医疗纠纷时，利用医用耗材的档案可以查询到源头，为准确的举证提供相应的依据，从而可以有效地确保医院、供应商及患者三方的权益。因此，医院必须要高度重视医用耗材的档案管理工作，不断地提升档案管理水平，使医用耗材档案的作用充分地发挥出来。

第四节　医院人力资源管理

一、医院人力资源管理的内涵及功能

（一）医院人力资源管理的内涵阐释

人力资源是与自然资源或物力资源相对应的、是以人的生命机体为载体的社会资源，是指一定组织范围内人口总量中所蕴含的劳动能力的总和。人力资源有三层含义：第一，人力资源存在于特定的物质实体，即一定数量和质量的劳动人口（如一个医院的在职员工），它是构成人力资源的物质基础和前提。但人力资源并不是劳动人口，而是劳动人口中所蕴含的劳动能力，即人的体力和智力。第二，人力资源涵盖了所有劳动人口的劳动能力，对一个医院来说，包括从最高管理层、专家、教授到最基层工作人员在内的全体员工的劳动能力。第三，人力资源是构筑医院资源的第一要件，是一切资源中最关键的资源，是最活跃、最积极的生产要素。

医院人力资源管理就是为了更好地完成医院的各项任务而充分发挥人力作用的管理活动，是人力资源有效开发、合理配置、充分利用和科学管理的制度、法令、程序和方法的总和。医院人力资源管理贯穿于医院人力资源运动的全过程，包括人力资源的预测与规划、工作分析与设计、人力资源的维护与成本核算、人员的甄选录用、合理配置和使用，还包括对人员的智力开发、教育培训、调动人的工作积极性、提高人的科学文化素质和思想道德觉悟等。

（二）医院人力资源管理的功能表现

随着市场经济的不断发展和医药卫生体制改革的不断深化，按照现代人力资源管理对人力资源系统的要求，传统人事管理系统的功能逐渐在发生改变，上级对下级的指导性加强，而管理和干预将逐渐减弱。现代医院管理应按照责权分明、政事分开的原则，在人力的选拔、培养、使用、激励上完全根据医院的实际情况自主进行。其管理的功能包括以下几个方面：

一是制订人力资源规划和计划。包括对人力资源现状作出评估，依据组织的发展战略、目标和任务并利用科学方法对未来人力资源供给和需求作出预测，制订人力资源开发与管理的政策和具体措施。

二是有效配置。各级各类人员包括招聘和挑选需要的各类各层次人才，以及工作设计和岗位分析、编制工作岗位说明书、招聘、安置、调配、辞退等。

三是工作绩效考评。这种考评涉及每位员工的工作表现、工作成果等，而且定期进行，并与奖惩挂钩。开展工作绩效考评的目的是调动员工的积极性、检查和改进人力资源管理工作。

四是促进员工个人发展。主要是开发和培训，人力资源管理部门和管理人员有责任鼓励和关心员工的个人发展，帮助其制定个人发展计划，以增强和激发其工作的积极性、主动性和创造性。

五是工资报酬管理。人力资源管理部门要从人员的资历、职级、岗位及实际表现和工作成绩等方面综合考虑，制定相应的、具有吸引力的工资报酬标准和制度。并将随着人员工作职务的升降、工作岗位的变动、工作表现及工作成绩的优劣进行相应的调整。

六是福利与劳保管理。人力资源管理部门应根据国家、政府有关条例和规定，落实退休金、医疗保险、工伤事故、节假日等规定。拟订确保本院员工在工作岗位上安全和健康的条例和措施，并进行相应的教育与培训，开展相应的检查与监督。

七是保管员工档案。人力资源管理部门应该保管员工进院时的简历、表格以及进院后关于工作主动性、工作表现、工作成绩、工资报酬、职务升降、奖惩、接受培训和教育等方面的书面记录材料。

八是人力资源会计工作。医院人力资源管理部门应当与财务部门合作，建立人力资源会计体系，开展人力资源投入成本和产出效益的核算工作。人力资源会计工作不仅可以改进人力资源管理工作本身，更重要的是可为决策部门提供确实的数量化的依据。

二、医院人力资源管理环境建设

管理环境是指存在于一个组织内部和外部的影响组织业绩的各种力量和条件因素的总和。环境包括外部管理环境和内部管理环境。医院管理环境也是如此。对于医院管理者而言，为了提高管理效率，达到管理目的，只有对所处的管理环境有了全面的认识，才可能作出正确的适合本医院发展的战略选择。

（一）医院外部环境

医院外部环境又可分为宏观环境因素和微观环境因素。

1. 宏观环境因素

宏观环境因素是指可能对医院人力资源管理过程产生影响但其影响程度难以由医院控制的各种因素，一般包括经济、政治、文化、法律和科学技术等因素。宏观环境因素对医院人力资源管理的影响虽然无法衡量，但由于医院作为一个子系统与社会的方方面面有着千丝万缕的联系，作为医院管理者必须认真分析和研究医院所处的宏观环境。

（1）经济环境。

一个组织所处的经济环境，通常包括所在国家和地区的经济制度、经济结构、物质资源状况、经济发展水平、国民消费水平等有关方面。通常经济环境因素通过对各类组织资源的获得方式、价格水平、市场需求结构来影响各类组织的生存和发展。

（2）政治环境。

政治环境包括组织所在地区的政治制度、政治形势、方针政策和国家法令等，一个组织在制订其长期发展战略时必须考虑在当时的政治环境下可以做什么、不可以做什么。自从实行改革开放政策以来，我国的政治环境发生了很大变化。组织的管理者必须加强其在政策等方面的预测和适应能力。

（3）社会环境因素。

社会环境因素主要指组织所在国家或地区的人口、家庭教育水平、传统风俗习惯以及人们的道德和价值观念等。它通过人口结构和生活方式的变化不仅影响一个国家的经济活动而且对劳动力的数量和质量、就业机会、所需商品和服务类型等都会产生很大的影响。具体到医院则影响到医院的建设规模、医疗价格、医疗资源配置等。近年来社会环境变化显著，按照世界卫生组织制订的老龄化社会的标准，我国已经进入老龄化社会，人口老龄化趋势带来一系列相应的医疗卫生问题；随着人民生活水平的提高，人们的物质需求、生活方式和消费水平趋向多样化，不同的人群对医疗服务的需求存在很大的差异；人口流动加剧和城市化带来了一些新的公共卫生问题；疾病谱发生变化，慢性非传染性疾病和伤残已经成为现代社会影响人们健康的主要疾病和因素，同时性病、艾滋病等发病率逐年升高带来严重的社会问题。

（4）技术进步的影响。

随着以信息技术和生命科学为代表的现代高新技术的飞速发展，基因工程、克隆技术、聚合酶链反应、器官移植技术、纳米技术、电子工程技术广泛应用于医学领域，对医学的发展和卫生人才队伍的建设产生了前所未有的影响。新技术的开发、新领域的开拓、管理现代化的实现、经济的持续增长都取决于是否拥有掌握了先进科学技术知识并运用于实践的高科技人才，人员素质成为竞争的关键因素。

2. 微观环境

微观环境是指对医院组织目标的实现有直接影响的那些外部环境。医院人力资源管理的微观环境包括人力资源供应者、竞争者、医院服务对象、卫生行政部门及社会上其他利益的代表组织，对医院人力资源管理和医院的经营活动产生直接的影响。

与宏观环境相比，微观环境对组织的影响更为直接和具体。

（1）人力资源供应者及其相关部门。

一个组织的资源供应者是指向该组织提供资源的人或单位。这里所指的资源不仅包括设备、人力、原材料、资金等，也包括信息、技术和服务。对大多数组织来说，金融部门、政府部门、股东是其主要的资金供应者，大专院校、劳动人事部门、各类人员培训机构、人才市场、职业介绍所是其主要的人力资源供应者，各新闻机构、情报信息中心、咨询服务机构、政府部门是主要的信息供应者，科研机构是技术的主要源泉。

医院人力资源的主要来源渠道是医学院校毕业生和人才市场，高级卫生人力主要来源于医院内部人力的培养和人才引进。随着卫生改革的不断深入，专业技术人员流动加速，从国内外吸引人才成为医院获得高级卫生人力的一条捷径。医疗市场人才竞争的加剧，带来了医院培养人才和留住人才的矛盾，也是医院人力资源管理面临的难题。

（2）服务对象。

医院的服务对象是患者。患者是影响医院生存的主要因素之一，而任何一个医院的服务对象对医院来说，又是一个潜在的不确定因素。患者的需求是多方面的，且会经常产生变动，而要成功地拥有固定的患者群，就必须尽力满足患者的需求，确保及时地向其提供优质满意的服务，这已成为当今医院管理者所面临的头等大事。医院管理者必须深入研究医疗市场，分析患者心理，掌握患者需求的变化，及时推出新项目并提供优质高效的服务。

（3）竞争对手。

一个组织的竞争对手是指与其争夺资源和服务对象的其他组织。按照经济学理论，竞争主要包括资源的竞争和市场的竞争。资源的竞争一般发生在许多组织都需要同一有限资源的时候。医院之间的竞争最常见的是人才的竞争和市场的竞争。

医院的服务对象就是患者，谁拥有更多的患者谁就拥有更大的市场。如何吸引患者、拥有稳定的就医群体，不仅需要医院改进服务、提高技术，也需要对主要的竞争对手和潜在的竞争对手进行研究，知己知彼，方能百战不殆。

（4）政府主管部门及其政策法规。

政府主管部门主要是指国家卫生健康委员会及各级地方政府的相应机构。政府的政策法规对医院决策的选择起着限制性的作用。医院的经营管理必须在政府部门政策法规允许的范围内进行。

（二）内部环境

内部环境一般包括医院文化和经营条件两大部分。医院文化是指处于一定经济社会文化背景下的医院在长期的发展过程中，逐步形成和发展起来的日趋稳定的独特的价值观，以及以此为核心形成的行为规范和道德准则、群体意识、风俗习惯等。经营条件是指医院所拥有的各种资源的数量和质量情况，包括人、财、物、科研力量、品牌信誉等。这些因素不仅与外部环境因素一样，影响人力资源管理目标的制定和实现，而且还将直接影响管理者的管理行为。一般而言，不同的医院不仅有其独特的医院文化，而且经营条件也不相同，这就要求管理者应分析研究内部环境，根据自己医院的实际情况，制定相应的组织目标和发展战略。

1. 医院文化

医院文化对医院管理者和全体员工行为有着重大的影响。医院文化一旦形成，就会在很大程度上对医院人力资源管理的思维和决策施加影响。比如，医院管理者给予员工的责任、自由和独立的程度，医院管理者鼓励员工开拓创新和承担风险的程度，允许员工自由发表不同意见和公开批评的程度，医院内部信息纵向和横向沟通的畅通程度，所有这些医院文化的具体表现都会在潜移默化中影响医院人力资源的管理。

2. 经营条件

医院经营条件包括人员素质、经济实力、医疗设备设施、科研力量及成果以及引进新技术的能力等各个方面。

医院作为一种知识密集型组织，高素质的人才相对集中，人员的技术水平更趋专业化和系统化。医院人员素质的培养以及高素质专业人才的引进和使用在医院的经营活动中占有重要的地位。随着医疗卫生体制改革的不断深化、医疗市场的逐步形成和医院之间的竞争日益激烈，医院内部对人才和高级卫生人力的需求更为迫切。科研力量及成果是医院的整体医疗水平、学术水平、医院在本行业中的地位以及医院经营效益的综合反映，人员素质的高低与科研力量的强弱呈正相关。医院对人才的投入很大程度上转化为科研力量和科研成果，技术的发明和完善、课题的攻克、新技术的临床应用是人力资源转化为生产力的最明显的例证。

经济实力是医院经营条件的物质基础和保障，只有具备一定的经济实力才能提供开展医疗活动必需的物质条件，才能吸引、引进和培养人才，才能对科研活动给予大量的投入，医院的组织文化水平也才能得到相应提高。医院经济实力的强弱直接影响人力资源管理的决策，资金不足是许多医院面临的问题，如何增强经济实力和将有限的资金合理分配，是管理者决策面临的重要问题。

三、我国医院人力资源管理的适应性战略研究

(一) 主动适应现代医学模式的转变

医学模式是在实践的基础上产生的，是人类在与疾病抗争和认识自身生命过程的无数实践中得出的对医学的总体认识，是指导医学实践的基本观点。医学科学研究、医疗实践活动以及医院的管理活动都是在一定的医学观和认识论的指导下完成的。世界卫生组织提出："健康是指人们的一种身体、心理和社会的完美状态而不仅仅是没有疾病或虚弱"，根据这一定义，健康可以被理解为生物学、心理学和社会学三维组合的概念。社会的进步与发展、生物-心理-社会医学模式的形成，使医学从象牙塔中走出来面对社会，使医学由传统的纯自然科学回归到自然科学与社会科学相交叉的应用科学的现实。医学与社会发展的双向性，显示出医学越来越重要的社会功能，同时对医务工作者和医院管理者的素质要求也越来越严格，使医院人力资源的开发与管理提高到一个新高度。医院的人力资源配置必须适应现代医学模式的需要，从以疾病为主导转变为以健康为主导，从治疗为主导转变为预防保健为主导，从而合理配置医院人力资源，实现医学发展的目的。

(二) 适应知识经济的需要

知识经济需要知识与智力的支撑，需要高素质的人力资源，人力资源在知识经济中成为竞争和争夺的焦点，人力资源的数量和质量以及如何对其进行开发和使用将是决定竞争优势的关键。

知识经济的发展要求医院必须正确实施人力资源的开发战略：①从观念上，树立以人力资源开发为核心。把人力资源开发提高到管理战略的高度，改变传统的人事管理，把人事管理的重点转移到整体性人力资源开发上来。把每一名医务人员视为一种资源，以人为中心，强调人和事的统一，员工被看作是最重要的财富，特别注重开发医务人员的潜在才能。②从管理上，借鉴成功的管理经验，把人力资源开发的科学性和艺术性完美地结合起来。③从医院人力资源开发的层次上，把高级卫生人力层开发作为人力资源开发的重点。④要尽快建立健全一套引才、用才、育才、激才、留才以及促进人才合理流动的机制，创建一个宽松的人才环境，营造一个使人才脱颖而出的良好氛围，最大限度地开发和利用好人才资源。

第四章　医院全面预算管理与保障

第一节　医院全面预算管理概述

一、医院全面预算管理的概念理解

预算，概括而言，就是描述特定期间内对财务资源和经营资源运用的详细计划，预算的核心是如何配置资源。简单地说，预算就是用货币或数字形式表示的各类计划。医院预算是指医院为了实现预定期内的战略规划和经营目标，按照一定程序编制、审查、批准的，医院在预定期内经营活动的总体安排。它是医院在对历史的运营成果和对未来进行充分分析、论证的基础上，对未来的经营活动进行量化表述；是根据事业发展计划和目标编制的预算期内资金的取得和使用、各项收入和支出、经营成果与分配等资金运作所作的统筹安排。

医院全面预算是一系列预算构成的体系，是医院根据战略规划、经营目标和资源状况，运用系统方法编制的医院整体经营、投资、筹资等一系列业务管理标准和行动计划。[①] 医院全面预算概念体现在以下三个层面：一是内容全面，预算涉及医院医疗、教学、科研的各个层面，不仅有与日常运营活动直接相关的预算，还有与医院长期发展相关的资本预算。二是参与编制的人员全面，医院全面预算的编制要求不仅有财务人员，还要有医疗专业技术人员、管理人员的共同参与。三是执行预算的全过程全面，全面预算不能仅停留在预算指标的设定、预算的编制与下达，更重要的是通过预算的管理，真正发挥全面预算对医院运营活动的指导和管理作用。

全面预算管理是指医院为了实现战略规划和经营目标，对预定期内的经营活动、投资活动和筹资活动，通过预算的方式进行合理规划、预计、测算和描述，并以预算为标准，对其执行过程与结果进行计量、控制、调整、核算、分析、报告、考评和奖惩等一系列管理活动的总称。

医院全面预算管理是以实现医院战略规划和经营目标为目的的内部管理活动，是以预算为标准的管理控制系统，是医院利用预算方式细化和实现医院战略规划和经营目标的一

---

① 徐元元，田立启，侯常敏. 医院全面预算管理［M］. 北京：企业管理出版社，2014：2.

个过程。其不是一种单纯、短期、临时的管理工具，而是具有战略性的、长期发挥作用的、需要全员参与的管理机制，它是现代医院内部管理和控制的主要手段之一，其目标是实现医院运营效益的最大化和运营风险的最小化，全面预算管理的过程就是医院经济目标分解、实施、控制和实现的过程。

二、医院全面预算管理的鲜明特征

全面预算管理作为一种现代医院管理方法，与其他管理方法相比具有以下鲜明特征：

（一）权威性

全面预算管理的权威性来自三个方面：一是全面预算需经过严格的法定程序编制，并报经上级主管部门和财政部门批准。二是经过批准的预算上至医院的管理层，下至每一名职工都必须严格按照预算执行，是医院日常工作的行动纲领。三是医院全面预算的编制、执行、控制、考评及奖惩必须按照预算管理的要求执行，如果全面预算管理没有权威，预算管理根本无法顺利进行，预算的管理就会困难重重，所谓的全面预算管理也就成了累赘和摆设。

（二）规范性

全面预算管理的规范性体现在三个方面，一是必须按照国家规定的方法来编制，《医院财务制度》第九条规定：国家对医院实行"核定收支、定项补助、超支不补、结余按规定使用"的预算管理办法。地方可结合本地实际，对有条件的医院开展"核定收支、以收抵支、超收上缴、差额补助、奖惩分明"等多种管理办法的试点。定项补助的具体项目和标准，由财政部门会同主管部门（或举办单位），根据政府卫生投入政策的有关规定确定。二是医院财务制度明确规定医院不得编制赤字预算。三是医院应加强预算管理，规范预算编制，医院应维护预算的严肃性，医院预算的执行、调整、考核、奖惩也必须按照规范的要求执行。

（三）全面性

首先，全面预算管理贯穿医院业务活动的全部过程，是以医院的发展战略、中长期规划及年度经营计划为基础的预算管理，全面预算管理涵盖了医院的运营活动、投资活动和筹资活动。

其次，预算管理过程要全面。医院应建立健全预算管理制度，对预算编制、审批、执行、调整、决算、分析和考核实施的全过程进行有效监管，发挥预算管理在医院经济运行中的主导作用。

最后，预算管理主体要全面。医院全面预算管理需要医院自身、主管部门以及财政部门共同参与，各负其责，形成管理合力。同时，全面预算管理把各组织层次、部门、个人和环节的目标有机地结合起来，明确它们之间的数量关系，有助于各个部门和经营环节通过正式渠道加强内部沟通并互相协调，从整个医院的角度紧密配合，取得最大效益。

（四）控制性

全面预算管理是医院管理控制系统的重要组成部分。因此，建立健全医院预算控制制度，保证预算编制程序规范、审批程序合法、预算执行合规、预算调整有据可依、预算考核与评价奖惩分明，并将全部经济活动纳入预算控制体系，对于加强财务管理，提高社会效益和经济效益，保障投资决策管理的科学性与支出管理的高效性，促进医疗卫生事业的快速发展，具有十分重大的意义。

（五）适应性

医院全面预算管理适应性包括外部适应性和内部适应性两个方面。

首先，全面预算管理必须符合国家医疗卫生政策的要求，按照国家有关规定，根据事业发展计划和目标编制，促使公立医院切实履行公共服务职能，为群众提供安全、有效、方便、价廉的医疗卫生服务，充分体现医院的公益性。同时医院的预算管理是市场经济的产物，是医院适应外部市场需要而引进的管理、控制医院经营活动的管理制度。因此，医院全面预算管理的实施还必须适应医疗市场的需要，预算的编制必须以市场为导向，预算的执行与控制必须贴近市场，要根据医疗市场的变化及时调整医院的预算。

其次，全面预算管理是医院内部的管理控制系统，它的设置与运行都必须符合医院管理的内在要求，与医院的规模、组织结构、人员素质、医疗技术、医院文化等内在因素相适应。

三、医院全面预算管理的主要作用

全面预算管理源于企业，是国际企业通用的管理方法，它对明确企业经营目标、协调各部门之间的关系、控制日常经营活动、评价实际工作业绩、提高组织的核心竞争力都具有重大意义；同时，作为一项涉及战略管理、组织行为、财务控制等的综合管理机制，全面预算管理在组织战略推进、资源配置、管理控制、业绩改进等各个方面都发挥着积极的作用。

在企业的实践中，对于预算的功能也有相当多的认识，如预算能够将战术行动与战略规划相联系，将运营计划与目标相联系；能够帮助确认和修订企业的目标以使业务人员能够接受，促使业务经理明确企业整体的目标及对其期望，并能够对财务目标实施监控；能够根据计划和预算分配有限的资源，建立业务运行的各种基线；从业务经理方面获得财务方面的承诺，建立考核和激励机制的基础，并能够确定对上一级经理人或董事会或者股东方面的承诺。

医院全面预算管理借鉴了企业全面预算管理的经验，其主要作用如下：

（一）有助于明确医院目标，规划医院发展

医院管理者的主要责任就是在保持组织正常日常运作的同时，为组织把握正确的战略方向，有力推进战略性发展的进程，使组织获得生存和持续的发展。年度预算就是对中长期战略目标和计划的分解、细化和量化的过程。

预算以量化的方式规定了医院在一定时期的预算目标和工作方向，并将预算目标按照医院内部各职能部门的职责范围层层分解落实，使预算目标成为各职能部门的具体责任目标。这就保证了医院预算目标与各部门的具体责任目标的一致性，使各部门了解和明确自己在完成医院预算总目标中的职责和努力方向，并驱动各个部门编制切实可行、具体的工作计划，并积极地实施这些计划，从而使医院目标通过具体措施得到最终实现。

（二）有助于促进医院运营决策的科学化，提高医院资源的使用效率

全面预算的整个计划过程和各项预算指标直接体现了医院运营活动对各种资源的需求情况，同时也反映出各项资源的使用效率，是医院资源配置的起点。遵循医院运营活动的规律，采用科学的方法编制全面预算，是现代医院强化内部管理、增强市场竞争能力的客观要求。医院在编制全面预算前，必须做好医疗市场调查分析，进行科学的预测，减少盲目性，降低决策风险，结合自身的资源状况，权衡利弊，科学地编制全面预算，使医院有限的资源得以最佳地分配使用，避免资源浪费和低效使用，从而达到增收节支、规避和化解运营风险的目的。

（三）有助于明确各责任中心的权责利，提高管理水平

全面预算管理通过预算编制把医院预算目标具体化和量化，全部分解落实到各部门、各科室、各环节中去，建立责任中心和责任追究机制，使各个岗位、各个职工的权、责、利得到有机结合，促使全体职工发挥主观能动性，调动全员参与管理的积极性，有利于提高工作效率和管理水平。

（四）有助于监控各部门的经济活动，提高管理效率

由于全面预算管理可以把"触角"延伸到医院各个部门的经济活动中，便于医院对经济活动事前预测、事中控制、事后反馈，实现全面监控，及时发现运营过程中各部门内部

执行预算是否到位，各部门之间执行预算是否协调、均衡等问题，督促有关部门和责任人员全面正确地履行职责，纠正不当行为，弥补损失。

一般而言，预算一旦编制完成，应具有较强的刚性，各部门必须按照预算分解下达的目标严格贯彻执行，每个责任人各司其职、各负其责。这样就使医院的高层管理者不必事无巨细地直接参与具体事务管理，而把工作重点放在考虑医院的发展战略，更好地把握全局。同时，还有利于发现基层先进的管理经验，予以总结推广，提高管理水平和运营效率。

（五）有助于促进各部门的沟通与协调，提高工作效率

全面预算管理是一个系统工程，任何一个因素、一个环节的变动都会引起整个系统的变动。例如，运营预算是根据医院的工作量、诊次费用水平等制订；资本预算是根据医院规划、设备购置等预算制订；财务预算是根据运营预算、资本预算制订等等。由此可见，医院预算管理的每一因素、每一环节都是互相影响、互相制约的。这就要求医院在预算的制定及实施过程中，必须做到相互沟通与协调，减少相互间的矛盾与冲突，才能提高工作效率，完成医院整体的总目标。

（六）有助于使各级各部门的工作业绩能够得到正确评价

预算指标是医院数量化、具体化的运营目标，是医院各部门的工作目标。医院全面预算执行的过程和结果是衡量各科室、各部门工作完成情况的重要依据之一。因此，预算指标不仅是控制医院运营活动的依据，而且还是考核、评价医院及各部门、职工工作绩效的最佳标准。医院通过对各部门及其职工预算目标完成情况的考核，以预算为标准，通过对比分析，划清和落实经济责任，评价各部门的工作，对其工作绩效好坏进行客观公正的分析评价，并按照奖惩制度和人事管理制度进行必要的奖惩，可激励职工创造业绩，提高工作质量，促使医院全体成员为完成医院总体运营目标而努力。

第二节　医院全面预算的编制探析

预算编制是全面预算管理的关键环节，对医院预算管理起着重要作用。

一、医院全面预算编制程序及原则

（一）医院预算编制的工作程序

医院预算编制实行"二上二下"的工作程序。预算管理办公室以文件或办公网形式部

署医院预算编制任务，各科室预算编制完成后报归口职能部门，职能部门根据本部门业务特点组织编制本部门分预算，报预算管理办公室，预算管理办公室对分预算进行收集、分类、汇总，按照事业发展计划和医院财务状况，拟定总预算，报医院预算管理委员会审议，为"一上"；预算管理委员会审批完成后下达，预算管理办公室根据预算管理委员审批后调整意见下达职能部门，为"一下"；职能部门进行分预算调整，分预算调整完成后，再次报预算管理办公室，预算管理办公室审核通过后报预算管理委员会审批，为"二上"；预算管理委员会审议通过并经院长办公会批准后下达预算管理办公室，预算管理办公室整理汇总通过的预算方案，根据政策要求逐级报上级主管部门和财政部门审批，上级主管部门和财政部门审批通过后，形成医院下年度正式预算，预算管理办公室将正式预算下达预算执行部门和医院各科室，为"二下"。具体工作程序如下：

第一，预算管理委员会根据医院的发展战略和医院经济状况，提出下年度总体预算目标，确定预算编制政策。

第二，预算管理办公室结合财政部门、上级卫生行政主管部门的编制规定，提出预算编制要求，通过医院文件或办公网等形式下达各归口职能部门和医院各科室。

第三，归口职能部门根据本部门业务特点和上年度预算完成情况、本年度工作安排，编制本部门下年度预算，经分管院领导签署意见后报财务部门。超过一定金额的项目需附可行性分析报告及绩效分析报告。

第四，预算管理办公室对归口职能部门申报的预算进行收集、分类、汇总，初步审核后，报分管财务工作的总会计师审查后形成预算草案。

第五，预算管理办公室或总会计师向预算管理委员会提交预算草案，预算管理委员会对所申报预算逐项审核、讨论，综合平衡，全盘考虑，提出修改意见，确定预算草案。

第六，预算管理办公室将预算草案报上级主管部门审批，审批通过后形成医院正式预算。

（二）医院全面预算编制的原则把握

预算编制是一项非常严肃的工作，只有把握好预算编制的原则，才能使预算科学、规范、实用，促使医院在坚持以社会效益为主的前提下，合理组织收入，科学安排支出。在实际工作中应重点把握以下原则：

1. 把握合法性原则

合法性原则是预算编制的前提。列入医院预算的收入，必须是开展业务活动过程中依法取得的非偿还性资金，以及从财政或上级主管部门取得的补助经费。业务收入的取得，必须符合物价部门制定的医疗服务收费标准，医院不得擅自增加收费项目，也不得随意提高收费标准。列入医院预算的支出，必须符合财经法规和财务制度规定的开支标准和范围，是开展医疗服务和其他活动过程中发生的各种耗费和损失。

2. 把握真实性原则

真实性原则是预算编制的灵魂。预算是财务管理的基础环节，预算真实与否，直接关系到财务管理乃至整个医院管理的效果。因此，要求预算编制基于的医院现有人员、床位、设备等情况必须真实。要认真核实每一个项目及相关事项，并对该数字指标运用科学合理的方法加以测算，力求数据真实准确。

3. 把握稳妥性原则

要坚持"以收定支，量入为出，收支平衡，略有结余，不得编制赤字预算"的原则。在编制收入预算时，既要积极，又要持适度谨慎的态度，掌握好度，否则就会出现实际收入偏离预算较大的问题。而收入预算的偏离，又会直接影响到支出的安排。在编制支出预算时，要坚持勤俭节约和效益优先的原则，对无收入保障的支出一般不予安排。

4. 把握统筹兼顾、突出重点原则

要根据医疗卫生事业发展与改革的方针政策，按照区域卫生规划的要求，结合医院实际，对各类资金进行统一调度、合理安排。本着"一要吃饭、二要建设、三要有所积累、四要宏观调控"的原则，对人员经费之类的刚性支出和业务正常运转所需的经常性公用支出，必须优先保证；本着"先急后缓、先重后轻"的原则，妥善安排其他支出项目。

5. 把握完整性原则

要体现综合预算的思想，将医院依法取得的财政补助收入、医疗收入、药品收入和其他收入，及与之相匹配的财政补助支出、医疗支出、药品支出和其他支出等，作为一个有机整体全部纳入预算管理。做到"收入一个笼子、预算一个盘子、支出一个口子"，不打埋伏或在预算之外另留收支项目。

6. 把握有用性原则

预算是医院合理合法组织收入，科学合理安排支出，提高资金使用效益的一项重要工作。要把预算的编制和实际执行结合起来，促使财务人员在编制预算时注重其有用性，编制的预算也就有了实用价值。

二、预算编制前的准备工作

编制预算是一项细致、复杂、政策性很强的工作，为了科学、合理地编制预算，保证预算编制的质量，必须做好预算编制前的准备工作。

（一）对医院的内外部环境进行调查摸底

在市场经济条件下，医院的经济目标要服从于市场经济的客观规律。为此，财务人员在预算编制中要准确把握国家宏观经济政策取向、卫生改革的总体方向、卫生行政部门关于医药结构调整的控制比例、周边医疗市场资源配置状况、地区国民收入发展趋势、市民医疗消费需求发展情况，以及同行业相关信息等。对医院内部要充分把握年度工作思路、目标、各项事业发展规划和实施计划，全面了解本院人员编制、财产分布及使用情况，了解科室人员、设备、技术力量、工作量情况，并对历年数据进行加工、分析，以便做好费用预算和项目论证工作。

（二）收集并核实各项基本数字

在预算编制前，财务人员需要核实各项基本数字，这是提高预算质量的前提。如职工人数、离退休人数、会计报表、统计报表、相关标准定额和比率、历年工作量数据、预算年度业务计划和医院发展规划等。

（三）分析、研究上年预算执行情况

医院上年预算执行情况，是编制本年度预算的重要依据。因此，正确分析上年度预算执行情况，是编制本年度预算的一项重要的准备工作。具体包括：①分析上年度业务计划任务完成情况、财务预算执行情况，找出其内在规律性；分析、预测业务发展趋势。②分析各项资金来源及发展变化情况。③分析上年度预算与实际执行结果的差异及差异产生的原因，作为本年度预算编制的参考。

（四）寻找影响预算期收支的有关因素

在分析整理上年度预算执行情况的基础上，还要收集掌握与编制预算有关的资料，主要包括：①预算期内新出台的政策可能对医院收支的影响。②根据医院发展规划和任务、自身特点和市场信息对业务收支的影响，如追加床位数、新购置医疗设备以及计划进行的大型修缮项目对资金的需求和对收支的影响等；预算期内各类人员实有数或定员比例的变动情况等。③预算期内物价、医疗服务价格调整及定员、定额的变化情况，计算其对年度预算的影响程度。④为了保证预算编制的统一性和规范性，财务人员在预算编制前，必须认真学习预算编制的有关规定，正确领会上级主管部门对预算编制的要求，熟悉预算科目和内涵，以及各种预算表格（包括基本数字表、大型设备购置预算明细表、收支预算表）等，理解其内在联系和勾稽关系；保证预算编制的统一性和规范性，高质量地完成预算编制工作。

三、全面预算的编制内容

预算编制应着眼于医院资金的运用，指导筹资策略，合理安排财务结构；要处理好资产的盈利性和流动性、财务结构成本和风险的关系；尽可能做到编制细、执行严、追加少，发挥预算工作的主动性；要合理确定预算的预留空间，降低调整额度和频率，增强预算的刚性。

（一）业务收入预算

确立医院收入目标时，应以业务活动开展的内在逻辑进行预测，认真研究和推测其中的关键影响因素，适当提前制定年度预算目标，参照上年度预算执行情况，确立医院的增收额或减收额。

1. 医疗收入预算

门急诊收入以预计门急诊人次和每门急诊人次收费水平估算；住院收入以预计占用总床日数和每床日收费水平估算；其他医疗收入应区分不同的服务项目，框定不同的定额分别估算。如预测开展医疗新项目带来业务收入的增长点及估算金额；新添置医疗设备投入使用后带来的直接和间接的经济效益估算；手术等级类别的提高和手术数量的增加、移植病人、疑难重症病人数量的增加，带来医药收入的增加额估算等。同时，要根据卫生、物价等政策的改变、周边卫生资源配置的变化、医保政策的变化等估算医疗收入的减收额。

2. 药品收入预算

以上年度每门急诊人次和每床日药品费的实际收费水平为基础，结合预算年度业务量预计增减变动情况和国家对医院药品的管控政策预计填列。

3. 其他收入预算

可根据具体收入项目的内容和相关业务计划，分别采用不同的预算方法，逐项估算后汇总编制；也可以参照以前年度此项收入的实际完成情况，合理测算计划年度此项收入增减因素和影响程度后填列。

（二）业务支出预算

目前，医院业务支出科目主要分为四类，即工资福利支出、商品和服务支出、对个人和家庭的补助支出、专项支出。在编制业务支出预算时，要科学、合理地设计预算表格与数据项的联系，规范每个数据单元的填报，明确数据项的依据、驱动因素和数据基础，落实相关费用定额，尽量减少预算目标中的不合理预留。具体可参照如下方法：

1. 工资福利支出预算

工资福利支出预算，可参照上年度同期支出水平，综合考虑本年度普调工资、晋升晋级增资、新招聘人员工资待遇及当年退休人员减资因素等。

2. 商品和服务支出预算

商品和服务支出预算，是业务预算中的重要环节，应加以重视，逐项计算填列。

（1）办公费、水电费、邮资费、电话费、家政服务费、业务招待费等公用支出预算，职能科室应制定定额、定率标准，由院长与职能科室负责人签订控制费用率考核指标，采取行之有效的管理措施，确保不合理支出得到有效的控制。

（2）专用材料费中的药品费支出预算，要根据医院本年度药品综合差价率，以及国家药品管控政策对药品差价率的影响程度，倒推算填列。

（3）卫生材料费、低值易耗品、其他材料的预算，可参照上年度和本年度实际执行月份各种耗用材料占医疗收入的比例，结合医疗收入的增减变化和价格变动因素预计填列，也是预算期内重点控制的支出项目。

3. 对个人和家庭的补助支出预算

对个人和家庭的补助支出预算，可参照上年度实际支出，结合本年度调资因素和新增退休人员费用进行测算。

4. 专项支出预算

专项支出预算，通常采用零基预算的方法适度予以安排。

（三）其他费用支出预算

行政、后勤科室根据所承担的职能、任务，合理开支费用，杜绝或减少浪费。一般通过定额、定项管理的办法来核定费用的支出。

当然，在管理中将这些收支指标分解、落实并非一劳永逸，而是按"自上而下，自下而上，上下结合，多次平衡"的方式进行，从而缩小预算与实际的偏差，使收支目标更具合理性和可操作性。

（四）现金流量预算

编制现金流量预算是基于"以收定支，与成本费用相匹配"的原则，采用零基预算的编制方法，按收付实现制反映业绩。具体编制时，采取自上而下的方式，由资金管理部门制定统一格式、明确具体要求，并对各职能科室的子项目进行细化，对所有数据的测算均要求提供计算公式及对应的业务量，以便财务科根据成本、费用预算编制现金流量预算。

第三节　医院全面预算的执行与控制

医院在预算执行过程中应定期将执行情况与预算进行对比分析，及时发现偏差、查找原因，采取必要措施，保证预算整体目标的顺利完成。

一、医院全面预算的执行

预算执行标准，即要掌握预算编制的度，实行弹性预算，使预算具有一定的柔性。在确定各层次、环节预算执行组织责任目标和奖惩标准时，首先，要确定一个原则性的目标框架，指明要达到的基本目标和应遵循的基本要求。其次，要考虑医院内外环境的变动情况，及时调整预算，以防执行已严重脱离实际的预算目标而造成较大的损失。

（一）合理分解指标，严格落实责任制

医院对预算指标要进行分解，对收入项目要有目标，对成本项目要下达控制指标，与责任中心签订相应的责任书，建立并兑现奖惩。同时，要严格执行预算管理制度，不得任意突破或擅自变更预算。

（二）形成全方位的预算管理体系

在预算执行过程中，医院内部从上到下要严格执行统一的标准，形成全方位的预算管理体系。控制各项支出符合预算项目和额度，没有列入预算的重大开支，一般不执行。任何人不能凭个人意志对预算指标进行干预，更不能肆意以突发事件为借口，曲解管理规定。

（三）分段执行项目预算指标

第一，根据上级审批机关批复的项目收支规模及时调整预算。

第二，对于批准的项目支出，要制定科学的项目用款进度，并对项目支出费用进行明细分解，保证项目实施进度有计划，经费支出有预算。

第三，办理日常收支和资金拨付业务，要严格按照预算和项目计划进度，并根据预算执行情况，及时调整支出明细预算。

二、医院全面预算控制的种类划分

预算控制是预算管理中的核心步骤，控制是落实预算、保障预算实现的有效措施，它的实施效果最终决定着预算管理所发挥的作用。所谓预算控制系统是指在预算期间各业务采用一定的控制方法，对指定的预算责任单位的预算项目进行控制，并提供相应的预算控制报告。为保证预算的实现，就必须对预算进行必要的控制。预算控制是通过编制预算的形式，对医院未来运营活动发生的成本、费用、收入、结余等加以干预、协调和指导的过程。预算控制是一种目标控制，一种价值控制，同时也是一种制度控制。

预算控制是按照一定的程序和方法，确保医院及各预算执行部门全面落实和实现全面预算的过程。按照不同的情况预算控制有不同的划分种类。

（一）按照预算控制的时间不同划分

按照预算控制的时间不同，预算控制分为事前控制、事中控制和事后控制。

1. 事前控制

预算的事前控制是医院开展全面预算管理的一个重要环节，也是医院进行全面预算管理信息化需要考虑的一个重要方面。通过预算控制系统，医院预算管理部门可以很方便地对各预算单位的预算进行有效的预警和控制。通过将预算控制和日常审批流程相结合，在业务活动发生前，通过相应的审批过程，达到事前控制的目标。它是对预算执行结果影响因素的控制，在偏差发生之前采取措施，因此控制效果是最理想的。

2. 事中控制

事中控制是一个动态性的控制，通过事中控制可以有效抓住控制点，及时发现差异，衡量绩效，纠正偏差。预算的事中控制是指对费用、采购和资本性支出等涉及现金支出的预算，由预算执行审批相关人员，按照医院内部控制流程中相关费用控制流程的执行进行逐级审核、控制的过程。医院应当建立预算执行责任制度，明确各预算执行部门、监督部门以及相关责任人员的责任，定期或不定期对预算执行情况进行检查，实施考核，落实奖惩。医院必须依法取得收入，各职能管理部门按照收入预算目标，采取积极有效的措施，依据国家价格和收费管理政策合理组织收入。医疗机构的各项支出，必须按照国家规定的开支标准、严格的审批程序办理。支出管理部门应严格按照支出预算的项目、支出审批权限和审批程序合理安排支出；要严格控制无预算、超预算、不符合审批程序的各项开支。要努力降低成本费用，合理调节资金收付平衡，严格控制资金支付风险。它是在预算执行活动之中随时纠偏，从而保证预算活动的质量。控制的效果依赖于基层管理者，它要求管理者必须有较高的素质，医院领导层必须重视且提供一种良好的工作环境氛围。

3. 事后控制

预算的事后控制是在预算执行之后进行的，主要目的在于总结规律，积累经验，为下次预算做准备，提高预算编制质量。其重点放在对发生的行动效果（被控结果）的经常监督和调整上，以通过核算和分析获得信息，并与控制标准进行比较，提出纠正偏差的行为措施，确保控制目标的实现。这种控制方法的主要特点：一是以执行结果中所获得的信息反馈为前提；二是有较完整准确的统计资料为依据；三是通过分析、比较、采取措施以达到控制效果为目的。事后控制一般可采用严密有效的财务核算和分析报告系统，循环的定时和不定时的资产检查，以及定期不定期的财务及经济业务审计。

（二）按照预算控制的对象不同划分

按照预算控制的对象不同，预算控制分为资金控制、成本费用控制、采购控制、存货控制。

1. 资金控制

资金控制主要就是资金计划的平衡、协调，就是把好资金支出关。医院每天若干笔资金的支付，要弄清楚来源和出处。控制要点如下：

第一，建立现金流管理制度。现金流管理制度是实行资金预算控制法的基本前提，比如收支两条线管理制度。各责任中心每月底向财务部提交下月费用、采购等资金计划，费用资金计划的来源就是年度预算费用的使用情况，采购资金计划的来源就是采购计划以及付款政策。

第二，预算委员会平衡批准后下发执行。财务处安排资金的使用，同时及时催收应收账款。

第三，建立严格的货币资金业务授权批准制度。明确被授权人的审批权限、审批程序、责任和相关控制措施，审批人员按照规定在授权范围内进行审批，不得超越权限。医院货币资金收支和管理必须统一由财务部门负责，对未经授权的部门和人员，严禁其办理货币资金业务或直接接触货币资金。支付资金程序要做到"四审四看"：一是支付申请，看是否有理有据，用款时应提交支付申请，注明款项的用途、金额、支付方式等内容并附有有效经济合同或相关证明及计算依据。二是支付审批，看审批程序、权限是否正确，审批手续是否完备，审批人根据其职责、权限和相应程序对支付申请进行审批。对不符合规定的货币资金支付申请，审批人应当拒绝批准。三是支付审核，看审核工作是否到位，财务审核人员负责对批准的货币资金支付申请进行审核，审核批准范围、权限、程序是否合规；手续及相关单据是否齐备；金额计算是否准确；支付方式、收款单位是否妥当等。四是支付结算，看是否按审批意见和规定程序、途径办理。出纳人员根据签章齐全的支付申请，按规定办理货币资金支付手续，并及时登记现金日记账和银行存款日记账。

第四，及时分析现金流预算执行情况。跟踪、分析现金流预算执行情况达成如下目标：分析现金流的有效性，不断提高医院资源运营水平；分析现金流执行偏差，促进现金流预算精准度的提高；及时发现擅自改变资金用途等不良现象，降低财务风险，实现现金流预算控制法的目标。

2. 成本费用控制

成本费用控制的范围是指可控性的成本费用，在可控性费用中又分为变动性费用和固定性费用，对变动性费用的控制有三点：

一是人员经费，各科室应根据工作需要合理配置人员，严格控制人员增长，实行竞聘上岗、推行全员聘用制，因事设岗，以岗定员，实行合理的减员增效，对转职、轮转、返聘等人员进行正确及时的划分，使人员达到有效的优化配置。同时，实行人员激励考核制，通过奖惩绩效等方式对个人、科室、医院从不同程度上起到控制成本、合理增效的目的。

二是卫生材料费，医院成本中医疗卫生材料消耗占较大比重，而且属于可控变动成本范畴，各医疗相关科室应注意在领用时合理控制。各预算责任单元负责人应充分考虑本科室运营收入情况，制定合理的消耗定额和领用计划，避免无故大量领用、浪费或囤积的情况发生，做到各个期间收支合理。同时注意降低损耗率，提高卫生材料的可用性。

三是公用成本费用，对医院所需消耗的水电费、燃气费、供暖费等，各科室人员应以身作则，提高节约意识，在保证医院正常运营的基础上尽量降低公用成本费用。固定性费用控制的要点主要是完善各种费用的标准，完善审批权限表和审批流程；对项目性的费用，必须先申请后使用。

3. 采购控制

采购活动可以根据采购内容的不同分为材料采购、设备及工程采购、办公资产采购。对采购活动的控制：一是制定合理的采购需求计划。二是选择合适的供应商。控制的要点如下：

第一，完善大额商品、固定资产集中采购公开招标的制度。采购行为中询价、定价与采购的岗位分开，采购人员只有采购计划的执行权，没有询价权和定价权。采购询价后要综合供应商的报价、规模、信用状况、付款条件等，要形成询价分析报告，定价决策者根据询价分析报告选择最优采购方案，尽量使物价与市场行情相符，原则上选报价最优者，如有例外须报告说明原因。对大宗商品、大额固定资产的采购，可采用公开招标的方式。对物资采购进行严格的日常控制，避免跨期跨月的单据遗漏、入账不及时等问题。

第二，完善供应商及材料价格信息库，为采购价格分析及采购定价提供资料。

第三，建立严格的采购申请、审批及验收程序制度。

第四，财务部要进行付款的控制，定期与供货商进行核对往来账项，物资会计要定期盘点，加强成本控制。

4. 存货控制

存货的控制一个是存货额度的控制，即存货周转期的管理，另外是存货库龄的控制。医院存货包括各种药品、试剂、医疗物资、低值易耗品、办公用品、后勤物资等，其中药品、卫生器材、低值易耗品是医院存货的主要部分，是存货管理控制的重点。医院的存货管理要做好三项基本工作：第一，合理确定储备定额，选择一个存货最佳水平，保证尽可能少地占用资金、存货量满足医疗服务要求。第二，建立健全物资管理制度。对物资的收、领、退的操作程序及管理有相应的办法制度。第三，加强对库存物资的清查盘点工作。要做到账实相符，对于盘盈、盘亏的物资，应查明原因，分清责任，按规定程序报经批准后进行相应的账务处理。第四，要加强对低值易耗品的实物管理，对在用低值易耗品采用"定量配置、以旧换新"的管理办法。

存货管理的目标是：在保证医院医疗、教学、科研工作需要的前提下，使存货投资最小化，以减少资金占用，提高医院资金的利用效率。为此，在具体进行存货资金管理控制时必须做好以下两方面的工作：第一，做好存货资金的规划工作，合理确定存货资金的占用量，节约资金的使用；第二，加强存货的日常控制，使存货总量、存货品种和数量合理组合，加速存货周转。

存货控制的相关成本是指有关存货从市场订货购入、储存至出库整个过程所发生的一切费用，以及因缺货而造成的经济损失。

三、医院全面预算的控制措施

预算控制就是对分解的预算指标在日常医疗运营活动中进行有效的管理和控制，使各项经济活动严格按照预算指标执行，从而达到医院预期的经营目标。通过预算编制过程的控制，可以预先控制哪些经济活动发生或不发生；通过预算执行的控制，可以允许或不允许哪些经济活动发生；通过预算管理考核过程的控制，可以了解哪些经济活动已经发生或尚未发生；通过预算管理评价过程的控制，可以知道哪些经济活动应该或不应该发生；通过预算管理奖惩过程的控制，可以激励或约束哪些经济活动发生或不发生。

（一）建立分级管理预算指标

有效的分级授权，既可以使医院管理层从烦琐的日常事务中解放出来，将精力投入到医院战略管理层面；又可以让责任中心分担工作、承担责任；还可以有效地激励责任中心，让他们有成就感。因此，建立一套完整的医院预算分级管理体系非常重要。预算的授权通常是将每项指标按照类别排列，确定各项指标的审批权限，使得每项指标都有执行、审核、审批的分级权限。

（二）实施必要的制约手段

医院内部各责任中心在医疗活动及相关的业务活动中，要严格按照预算办事，围绕实现预算开展经济活动，把预算作为预算期内组织、协调各项经营活动的基本依据。可将年度预算细分为月度和季度预算，分期执行和控制，确保年度预算目标的实现。

（三）实时监控预算执行情况

第一，建立合理的预算数据采集渠道和方法。事先将预算编码分为两类：一类是责任中心编码，另一类是按项目内容定义的项目编码。财务科要安排专人负责日常录入、核对，每发生一笔支出，先要确认该项经费的余额，并在报销单上盖章，同时，输入责任中心和项目的编码，反映和记录该责任中心某项目的支出数额。

第二，实现预算管理软件与医院其他管理系统的对接。实时监控预算的执行，超预算时系统自动报警，必须经过其上一级别的主管人员审批后方可支出。医院通过信息反馈系统，可减少信息在层层上报过程中的时间误差，让管理层及时了解预算执行情况。

第四节　医院全面预算的分析与考评

预算分析作为全面预算管理的一种方式和手段，在预算管理中起着承前启后的作用。

一、医院全面预算的分析

预算分析本身的技术性要求并不高，大多是财务分析方法的运用，关键在于分析要细致、到位，能够把握住出现异常的原因所在。目前，预算分析最常用的方法为预算差异分析，这种方法简单、明了又有效，是预算分析的首选方法。

（一）做好预算执行情况分析

医院预算管理委员会应定期召开预算执行情况分析会议，全面掌握预算的执行情况，研究和解决预算执行中出现的问题，纠正预算执行偏差。

一是财务科提供预算执行情况分析。为全面掌握预算执行情况，一般以月为分析期间，以预算指标分解时所对应的指标为对象，由财务科在每月的内部财务报表中专门对预算指标进行跟踪和分析。通过比较找出实际与预算的差异，对不利差异要分析其产生的原因，查清责任归属，提出改进措施或建议；对有利差异也要分析产生的原因，以便巩固和推广。

二是医院管理层应根据财务科提供的信息，有针对性地采取措施，控制预算的执行。比对实际执行情况与预算指标，分析不利差异原因，可能包括资源分配不足等。对有利差异也要深入分析，以便推广优秀做法。同时，随着市场变化，管理层需灵活调整预算执行方案，保持财务稳健。这些措施有助于医院实现更稳健高效的预算管理，支持医疗服务改进与发展。

（二）实行差异分析

差异分析是一种工具，它能提醒管理者存在什么问题，并能帮助分析问题的来源。相关职能科室应树立业务预算分析意识，自觉、主动地开展业务预算执行情况检查、分析和考评，这是医院预算分析工作得以有效开展的组织基础和保证。

1. 规范分析数据归集流程与方法

有效的预算分析需要满足准确性和时效性的条件，要求财务人员必须在有限的时间内，搜集预算分析所需要的各类数据，并通过对比、判断、分析后，全面、多角度、客观地分析和评价预算执行情况。在实际工作中，从各业务科室获取的大量信息数据由于缺少统一的归集标准，往往存在口径不同、缺乏验证等情况，造成财务人员在信息数据的收集、整理、对比、判断、加工等方面花费了大量的时间和精力，而分析数据的准确性仍然无法保证。因此，医院必须建立和规范分析数据的归集流程和方法，通过系统、完整地分析数据系统来保证预算分析的准确性和时效性。

2. 各责任中心密切配合与直接参与

各责任中心作为预算执行的直接环节，对整个预算执行过程及效果最为了解，预算出现的差异原因也最为清楚（包括原因的影响是偶然性的还是持续性的）。当实际发生数与预算数存在差异时，不管是有利还是不利的，都要全面考虑差异出现的原因，搞清楚是人为造成的，还是客观环境使然。如实际执行与预算标准差异较大时，医院管理层应审慎调查，判定其发生的原因，以便采取适当的矫正措施，这些都需要各责任中心的密切配合和直接参与。

3. 有效实施预算管理体系

通过预算分析，不仅能及时掌握预算的执行情况，反映预算管理的效果，而且能进一步揭示预算管理中存在的不足，促使管理层采取措施及时整改，不断提高预算管理水平。因此，在实际工作中，医院要加大预算执行分析、评价和监督的力度，确保全面预算管理体系的实施。

（三）撰写预算分析报告

预算分析报告最重要的就是要做到最大限度地满足阅读者（医院管理层）的需求，真正发挥预算分析报告反映成果、揭示问题、提出建议的作用。财务人员在撰写预算分析报告时应注意以下问题：

第一，构建清晰的预算分析框架，让管理层阅读时一目了然，直接抓住重点。①预算分析报告是对过去一段时期预算完成情况及预算差异的总结。②针对预算差异反映的重点问题进行分析，揭示原因，提出警示。③根据预算完成情况及发展趋势，对未来一段时期的预算执行情况进行预测分析。④提出合理解决问题的建议或采取的措施。

第二，注意文字与数字的结合，深入分析原因，避免大量堆砌数字。管理层对预算分析报告的需求，不仅是简单的财务数据，更关注财务数据背后的深层次原因。

第三，内容精练，重点突出，避免千篇一律。由于预算分析报告的主要阅读者是医院管理层，因此，行文要尽可能简明、精练、重点突出。虽然不同月份的预算分析报告，其整体框架基本保持不变，但其中的分析内容要灵活多样，重点针对当前预算期内的突出问题展开具体分析。

第四，提高预算分析报告的可读性。要将财务分析方法与全面预算管理相结合，灵活使用 Excel 图表分析、图文并茂，提高预算分析报告的可读性。在具体分析时可以采用多种财务分析方法（比较分析法、结构分析法、比率分析法等）。同时，可以把有关的数字指标用 Excel 图表的形式表现出来，直观、简洁地表达预算分析的成果，清晰地显示各指标之间的差异及变动趋势，使财务分析更形象、更具体。

第五，提出切实可行的措施或建议。财务人员要立足于基础的业务数据，根据相关职能科室预测情况推断医院的收入、成本费用完成情况，尤其是注意市场环境、国家政策可能发生的变化及带来的影响。同时，与年度预算数据进行比较，分析可能出现的差异原因，并针对预算执行中出现或可能出现的偏差，提出切实可行的改进措施或建议。

二、医院全面预算考评的执行情况

预算考评是全面预算管理的重要环节，通常以正式下达的预算指标为标准，以年度财务报告（月度、季度、半年）为依据，将实际完成情况与预算指标相比较，考评医院实行预算管理取得的成效及预算符合率是否达到上级主管部门的要求，并根据考评结果进行经济和其他方式的奖惩，促使医院及各责任中心及时纠正行为偏差，完成医院的预算目标。

（一）预算考评的主要内容

对预算执行结果进行考评，是促进全面预算管理不断进步、保证预算执行的有效手段。完善的预算考评内容包括以下方面：

第一，制定科学的预算考评制度，根据年初预算与年终财务决算执行结果的差异水平，对各责任中心的预算执行情况进行评价。评价结果作为各责任中心负责人年度工作业绩考核的重要依据。当然，预算管理委员会应及时从预算执行的正负差异中分析出主观因素和客观因素，适时提出纠正预算偏差的对策，必要时可调整个别期间的预算方案。

第二，对预算项目的社会效益、经济效益、技术指标等进行多方面考评，从中找出差距，总结经验，提高预算符合率，为下一年预算项目申报提供依据。

（二）预算考评的一般方式

1. 动态考评

动态考评是指在预算执行过程中，对预算执行情况进行动态的、跟踪的考评，及时发现预算执行中出现的问题，以便进行处理与调整。通过动态考评，能更及时地对全面预算管理进行控制，保证其有效实施。

2. 综合考评

综合考评是对各责任中心的预算完成情况进行的整体分析、评价，其考评内容以收入、成本、结余、投资报酬率等财务指标为主，一般在预算年度的次年 1 月份进行，综合考评主要体现为结果控制。

（三）预算考评的基本原则

预算考评的基本目标是实现预算的激励与约束，为此，应遵循以下基本原则：

1. 可控性原则

预算考评既是预算执行结果的责任归属过程，又是医院内部各责任中心主体间利益分配的过程。因此，客观、公正、合理是预算考评环节的基本要求。这一要求的集中体现就是：各责任中心的考评内容应该是该层次责任主体所能控制的业务或因素。所以，可控因素带来的预算差异应该由相应的预算主体负责，利益分配也应以此为前提。

2. 总体优化原则

全面预算管理客观要求通过调动各责任中心的积极性、主动性来实现预算目标。但责任中心是具有一定权力并承担相应责任的利益关系人，他们有可能以自身利益最大化为目标。一般而言，双方的利益目标具有统一性，在局部利益最大的同时实现整体利益的最大。现实中也不排除出现局部利益最大而损害整体利益的情况（如体检中心为了多承接体检任务，给予受检单位优惠折扣过大，医院无利可图或微利运行等）。为此，预算考评要支持医院总目标，符合总体优化原则，既要将考评指标设计科学、合理，又要使考评指标体系化，必要时在一定范围内实行集体考评。

3. 分级考评原则

要求预算考评应与预算目标的确定及其分解相适应，针对每一责任中心所拥有的权力和承担的责任进行业绩考评，这是实现责、权、利相结合的基本要求，也是激励与约束机制作用得以发挥的重要保证。

4. 公平、公开原则

公平的考评，除了要有科学的考评标准和奖惩制度外，还要求主持考评的人以身作则，大公无私，不徇私情，敢于抵制各种不正之风，坚持按考评制度秉公办事。考评标准公开是考评公正的前提，公开标准便于群众监督，不公开标准就失去了自我考评的作用。

第五节　全面预算管理实施的保障体系

全面预算管理是根据医院总体发展规划和年度发展计划，结合国家的收费政策，对计划年度内医院的收入、支出、结余等方面作出预测，对预算执行过程进行监督，并对预算执行情况和预期目标进行分析、比较，从而对预算执行部门进行奖惩的一系列管理活动。为了有效实施全面预算管理，提高预算符合率，可从以下几方面入手：

一、更新全面预算管理的理念

要在医院管理层中更新观念，使全面预算管理成为全局性财务管理行为，坚持勤俭办事业的原则，开源节流，增收节支，挖掘内部潜力，努力提高资金使用效益。只有管理层重视，才能将这一管理行动付诸实施。医院管理者可通过多种形式将这一管理理念往下辐射和渗透，由上及下，由点到面，不断强化业务部门和职能科室的预算管理理念，从而使全院上下达成共识，将这项工作作为日常工作来做。

二、建立高效的预算工作组织

为了保障预算的有效性，医院应成立预算管理委员会，下设预算管理办公室，具体负责全面预算管理工作。医院内部各职能科室负责人应当参与预算管理工作，并对各业务部门的预算执行情况进行管理。

（一）预算管理委员会的成立

预算管理需要医院投入相当的人力、物力，需要管理层的支持和全体员工的积极参与。医院通常要成立预算管理委员会来组织全面预算的实施。这一组织由院长、副院长、总会计师以及各职能科室负责人组成。院长作为第一责任人对医院全面预算负总责。

预算管理委员会是预算管理的领导、组织和协调机构，全面负责医院预算的审查、预算初步方案的平衡、预算的下达、预算调整及预算考评工作。其主要职责是：根据医院愿景规划、发展战略，决定本年度预算控制指标；制定与预算管理相关的政策与制度；批准总预算及各项子预算；仲裁与协调预算管理中的冲突和纠纷；审批预算调整事项；执行预算目标的考评方案、奖惩政策。

（二）预算管理办公室的设立

预算管理办公室是预算管理委员会的常设办事机构，由财务科长任组长，各职能科室（党办、院办、医务科、护理部、人事科等）负责人为成员。主要负责预算的日常工作。其主要职责是：根据预算管理委员会的决议，负责组织医院全面预算的编制、审查、汇总、上报、下达、报告等具体工作；根据《会计法》和国家统一的会计制度的要求，进行会计核算，实施会计监督；通过定期编制财务报告，跟踪、反馈预算执行情况；分析预算与实际执行的差异及产生的原因，提出改进管理的措施或建议。

（三）预算责任中心的划分

将医院各科室（部门、班组）划分为若干责任中心，分收益中心和非收益中心。临床科室、医技科室、药剂科属收益中心，负责根据医院下达的预算控制指标要求，预测年度业务量；申报业务科室预算期内收入及各项费用的支出预算计划；申报固定资产购置预算。医疗辅助科室、行政、后勤部门属非收益中心，负责本科室各项费用支出的预算。责任中心是承载责任的主体，也是考核的客体，设置的目的不是为了追究预算责任，而是更多地以责任为机制，调动员工对于过程管理的主观能动性。因此，承载责任的本身就是集聚管理能量，变压力为动力的过程。

三、完备预算管理的相关保障措施

为确保全面预算管理的顺利实施，加强全面预算编制的科学性、准确性，医院可通过完备相关的保障措施，确保预算编制按照统一的程序进行，确保预算编制有据可循，最终起到优化资源配置、实现战略目标的作用。

（一）不断规范预算管理制度

制度是实施全面预算管理的软件和环境。预算管理是基于未来预测基础上的管理，从预测本身开始，直到下达目标、过程控制、分析、考核等全过程，自始至终都需要通过制度来规范和约束。因此，没有一套行之有效的管理制度，就不可能实施全面预算管理。

（二）积极建立信息控制系统

在现代医院预算管理中，由于数据资料的庞大、繁杂，预算控制要有效实施，必须依靠计算机和网络技术的辅助，才能建立高效率的信息反馈机制；为了克服不良开支和人为因素，预算的执行应实行微机管理，能随时了解预算执行情况和预算指标的差异，定期分析，及时反馈预算执行情况。通过实时监控和修正，积极寻求扩大收入、降低成本的新途径。

（三）制定预算工作业务流程

医院应当制定预算工作业务流程，明确预算编制、执行、调整、分析与考核等环节的工作流程和要求，确保预算工作全过程得到有效的控制。

第一，在预算编制阶段，医院应明确定义编制流程，确保各部门参与，制定合理时间表。基于实际需求和市场环境，医院应协调决策者，制定合理的预算方案，保证合理性与共识。

第二，预算执行需要严格监控。医院应设定定期检查点，比对实际支出与预算，及时发现问题并采取纠正措施。透明的费用审批流程确保预算合理使用，部门间信息交流流畅。

第三，灵活透明的预算调整是必要的。医院应根据市场波动及环境变化，灵活调整预算，确保适应性。调整原因、过程和结果应记录，确保决策透明且合理。

第四，预算分析与考核是改进的驱动力。医院应建立评价体系，定期分析预算执行情况。分析涵盖偏差原因、管理效果、预算合理性等。通过评估，优化预算流程，提升整体绩效。

（四）建立健全预算考评与激励机制

通过预算考评和激励可以增强广大医务工作者的责任感和成就感，调动各责任中心的积极性，使员工的目标和医院的目标达到一致。医院在预算激励时，要以预算目标作为考评依据，并将预算执行情况作为院长任期目标责任制的考核指标。确定恰当的激励方法，保证全体员工参与全面预算管理。

（五）加大对预算执行的监督力度

不能认为按照预算将有关的资金支付了，预算执行的任务就完成了，对资金使用过程的监督和资金使用效益的考评，是预算执行的必要延伸。因此，医院要制定必要的内部监督管理制度和相关的内部制约监督机制，让财务、监察、内部审计、业务部门等参与到资金使用监督和对项目资金使用效益考评的活动中来，实现对资金使用全过程的跟踪问效管理。

第五章　医院成本管理与控制研究

第一节　医院成本与成本管理概述

一、医院成本的含义及特点

（一）医院成本的含义理解

医院成本概念是从企业成本概念的基础上发展而来的，是指在医疗服务提供过程中所消耗的物质资料价值（即物化劳动）和必要劳动价值的货币表现总和。[①] 物质资料消耗所转移的价值包括房屋、设备、被服及其他固定资产的折旧等劳动资料，也包括药品、材料物耗费用等劳动对象，还包括医院在提供医疗服务的全过程中进行监督、政策制定等所开支的各项管理费用。活劳动是指医院全体员工的脑力和体力的消耗，活劳动所创造的价值分为两部分：一是用于补偿自身劳动力再生产的必要劳动；二是提供给社会的剩余劳动。因此，已消耗的物化劳动及活劳动中相当于工资费用的必要劳动两部分的货币表现即为医院成本。

（二）医院成本的主要特点

医院成本不仅具有一般成本所具有的消耗性、补偿性、目的性、代偿性和综合性等特点，还因医疗服务的特殊性而具备某些特性。

1. 消耗性

成本是经济价值的消耗，是为实现特定经济目的而发生的资本耗费。医院获得资产、维持良好的医疗条件、提供医疗服务都需要付出一定的成本，因此消耗性是医院成本的第一个基本特征，消耗性的意义在于降低成本，节约资源。成本消耗应该是正常消耗，是以正常情况下的经营活动为前提的。

2. 补偿性

成本只是在生产要素上消耗的资本价值（C+V）的等价物或补偿价值，补偿性是成本

---

① 韩斌斌，张军华. 医院成本管理研究 [M]. 北京：经济管理出版社，2013：57.

的另一个特征。成本补偿性的意义在于成本是定价和财政补助的参考标准，医院成本补偿主要依靠市场和财政补助。由于公立医院的公益性，政府定价主要以成本补偿为主，甚至定价低于成本。为维持医院正常运转，政府必须投入财政资金。成本的高低决定了定价的高低和财政补助的多少，成本的补偿性决定了成本控制的价值和意义。

3. 目的性

成本始终与其目标物相联系，医院以获得或期望获得的医疗服务为成本的目标物。成本的消耗性决定了不能漫无目的地支付成本，成本耗费的过程就是获取目标物的过程，医院从耗费中获得必要的生产条件、为患者提供医疗服务。成本的目的性为界定成本的构成内容、判断成本的相关性和消耗的合理性提供了依据。

4. 综合性

成本是各种相关耗费的总和，其构成内容非常复杂，综合了为实现特定目的所发生的各种耗费，成本水平的高低受到医院各项活动与各项因素的共同影响。技术装备水平的高低、服务规模的大小、生产要素的配置、经营活动的安排、员工的素质与技术水平、医院文化等，都会对医院的成本发生直接或间接的影响。成本的综合性决定了成本控制是一项综合性活动而不是孤立的行为，决定了成本控制是一项多策略、多技巧的工作。

5. 代偿性

成本的综合性派生出成本的代偿性特征。由于成本的构成内容包括了为实现特定目的所发生的各种消耗，使得成本的许多构成要素之间存在一定的代偿性。例如，在提供医疗服务过程中，较低技术水平的设备的低折旧，可能要以较高的材料、人工等消耗为代价；低质材料较低的采购成本可能要以较高的人工等为代价。代偿性决定了所实施的各种成本控制措施要相互协调配合，要求成本控制的各分系统遵循目标一致性原则。

二、医院成本管理系统的内容及职能

（一）医院成本管理系统的内容构成

医院成本管理系统的构成即医院成本管理的内容，是指对医院提供医疗服务过程中的资金耗费和价值补偿进行策划、核算、控制和评价的一系列价值管理的内容，主要包括成本策划、成本核算、成本控制、成本分析与考核四个子系统。

成本策划子系统是为医院未来成本战略、规划和策略的决策作定性描述、定量测算和逻辑推断的系统，它又包括成本预测、成本决策和全面预算三个环节。

成本核算子系统是运用专门的技术和方法对医院成本核算对象的发生额进行记录和计量，并对记录和计量的结果进行会计处理，从而为医院及监管部门等提供决策有用的成本信息的系统，它包括成本计算和成本会计账务处理两个方面。

成本控制子系统是在一定的成本战略、规划和策略下，对医院医疗服务活动按计划要求进行的监督和调整，从而不断降低成本水平、提高成本效益。

成本分析与考核子系统是对医院医疗服务活动结果的权衡和鉴定，对成本管理的各个环节进行动态衡量，考核其目标完成程度，为决策者进行奖惩提供有关成本信息的系统。

（二）医院成本管理系统的职能分析

医院成本管理系统的职能是指成本管理体系对医院经营管理的改造力和改造作用，是医院成本系统对医院经营管理环境的输入和输出函数。为管理和决策提供有用的信息和参与医院的经营管理，是成本管理会计的分目标，也是成本管理的基本功能。要实现基本功能，首先应该具有策划、核算、控制等具体功能。

成本策划的过程包括预测、决策和预算，最终以数字、文字、图表等形式将成本管理系统的目标落实下来，以协调各单位的工作，控制各单位的经济活动，考核各单位的工作业绩。成本核算是成本管理工作的核心，成本核算过程是对医疗活动中各种耗费进行如实反映的过程，也是对各种耗费进行信息反馈和控制的过程。成本核算提供的成本资料可以反映成本计划完成的情况，为编制下一期成本计划、进行未来成本的预测和决策提供资料，同时也为医疗服务定价和财政投入金额提供依据。成本控制一方面是对计划执行情况的监督，另一方面是对计划本身的质量进行反馈，以确定计划阶段对未来经济活动影响因素的预测是否充分、准确，从而为调整计划或行动方式提供依据，以确保成本管理系统目标的实现。成本分析与考核是对各责任单位的成本管理责任履行过程和结果进行分析和考核，可以鼓励先进、激励后进，督促各部门、各单位和个人更好地履行经济责任，提高医院成本管理水平。

第二节 医院成本预测与成本决策

一、医院成本预测

（一）医院成本预测的含义理解

成本预测是经济预测的一种方法，是根据历史成本资料和有关经济信息，在认真分析当前各种技术经济条件、外界环境变化及可能采取的管理措施基础上，对未来成本水平及其发展趋势所做的定量描述和逻辑推断。成本预测既是成本管理工作的起点，也是成本事前控制成败的关键，合理有效的成本决策方案和先进的成本计划都必须建立在科学严密的成本预测基础上。通过对不同决策方案中成本水平的测算和比较，决策者可以从提高经济效益的角度，为医院选择最优成本决策和制订先进的成本计划提供依据。成本预测和成本决策都属于成本事前控制的范畴，前者主要是对成本发展趋势的预见，回答"是什么"的问题，后者主要是对成本管理方案的选择，解决"怎么办"的问题。

医院成本预测可以减少医院经营管理的盲目性，提高降低成本费用的自觉性，充分挖掘降低成本费用的潜力，为医院成本决策提供足够多的可供选择的方案，保证决策的准确性，为医院成本控制、成本分析和考核提供正确的依据，保证成本控制的合理性和成本分析、考核的正确性。

（二）医院成本预测的主要内容

医院成本预测涉及医院规划、医疗技术等各个方面，一般而言，凡是投入资金并发生相应成本耗费的医疗服务活动和非医疗服务活动都会涉及成本预测问题。按医院成本预测类型和时间长短划分，成本预测主要包括短期成本预测和中长期成本预测。其中，短期成本预测内容比较单一，主要解决在日常经营管理中如何有效控制资源耗费，而中长期成本预测涉及医院的经营规划，时间较长，主要是对方案或项目的可行性进行预测。医院的经营项目主要指医院新建、扩建、改建和其他重大投资项目，这类项目投资大、回收期长、不确定性大、风险大，往往要结合医疗行业发展趋势、货币时间价值等方面进行预测，同时对投产后的成本效益进行预测。

（三）医院成本预测的一般程序

首先，医院成本预测要对预测对象进行充分的调查研究，制订成本预测计划，收集成本预测对象的历史资料及预测所需的其他资料；其次，采用科学的方法和手段建立预测模型，其中短期成本预测考虑的影响因素较少，预测模型较简单，中长期成本预测考虑的影响因素较多，应采用多种预测模型和方法；最后，分析评价模型预测的结果，根据预测分析结论再作出预测报告，确定目标成本，作为编制成本计划、进行成本控制的依据。

二、医院成本决策

（一）成本决策的含义理解

成本决策是指为了实现成本管理的预定目标，通过大量的调查预测，根据有用的信息和可靠的数据，并充分考虑客观的可能性，在进行正确的计算与判断的基础上，从各种形成成本的备选方案中选定一个最佳方案的管理活动。医院成本决策必须研究各种方案的必要性、可行性与效果，用数据作为科学判断的依据。

成本决策首先要确定成本决策目标，然后搜集相关信息资料，提出各种可供选择的成本决策方案，并对各方案进行成本预测，在对各个可供选择的成本决策方案进行充分论证、全面详细地计算分析和评价的基础上，筛选出最优成本决策方案。在执行成本决策的过程中进行信息反馈，及时修正成本决策方案。成本决策可分为短期经营决策和中长期经营决策，中长期经营决策又可以称为"资本投资决策"。

（二）短期经营决策

1. 存货管理中的决策分析

（1）存货管理的意义。医院存货包括库存物资和在加工物资，其中库存物资是医院开展医疗服务及其辅助活动而储存的药品、卫生材料、低值易耗品和其他材料的实际成本，在加工物资是医院自制或委托外单位加工的各种药品、卫生材料等物资的实际成本。一方面，储存必要的材料物资可以保证医疗服务活动的正常运行，整批购买在价格上也有优惠，可以降低采购成本；另一方面，由于消耗材料品种庞杂、数量繁多，而库房容量有限，这就使得凭主观决定订货数量、订货日期的传统工作方式难免导致供求矛盾的产生。供大于求，则卫生材料积压造成资金滞留，卫生材料品质下降，并且会增加包括仓储费、保险费、维护费、管理人员工资在内的各项开支；供不应求，则直接影响临床一线的正常运转，使经济效益与社会效益蒙受损失。因此，存货管理的目标就是尽力在各种存货成本与存货收益之间作出权衡，对卫生消耗材料进行科学的定量预测，达到两者的最佳结合，这也是供应科管理人员面临的一项重要课题。

（2）存货的经济批量模型。存货管理会涉及采购成本、订货成本、储存成本、缺货成本等概念。其中，采购成本是指为采购存货而发生的成本，由买价、运杂费、相关税金等构成。采购成本的高低主要取决于采购数量与采购单价，一定时期的采购数量是相对固定的，因此采购成本主要受采购单价的影响。而影响采购单价的因素除了不同的供应商可能会产生价格竞争以外，采购批量的大小也可能会成为一项影响因素。订货成本是指为订购存货而发生的成本，如为取得订单而发生的办公费、差旅费、邮寄费、电话费等支出。订货成本一般与订货的数量无关，而与订货的次数有关。每次的订货成本是一笔固定费用。在一定时期和一定需求总量下，订货次数多，订货总成本就高；而订货次数少，订货总成本就低。医院要想降低订货成本，就应该大批量采购，以减少订货次数。储存成本是指在存货储备过程中发生的仓储费、保险费、破损变质损失、占用资金所支付的利息等。储存成本与存货的储备量有关，而与订货次数无关，在一定时期内，储存成本总额等于平均存货量乘以单位储存成本。医院要想降低储存成本，则需要小批量采购，以减少储存数量。缺货成本表现为紧急外购成本（紧急额外购入存货的开支往往会大于正常采购的开支），缺货成本与储存数量有关，储存数量多，缺货成本就低，而储存数量少，缺货成本发生的可能性就大。企业要想降低缺货成本就应该大批量采购，增加储存数量。存货的上述四种成本与订购批量之间存在的相互关系是：采购成本、订货成本、缺货成本与订购批量成反比，储存成本与订购批量则成正比。具体而言，在一定时期、一定需求总量的前提下，每次订购批量大，则单价低、订货次数少、存货储备多，因而采购成本、订货成本和缺货成本就低；但每次订购批量大，储备存货多，储存成本就高。反之，每次订购批量小，则储存成本降低，而采购成本、订货成本、缺货成本则上升。存货决策目标就是要寻找总成本最低的订购批量，即经济批量。

2. 自制或外购的决策分析

外购可以分享供应商规模化的成本和技术优势，达到降低成本的效果。自制可能会在质量控制上做得更好，达到差异化的效果。这类问题的决策一般可采用差量分析法进行分析，把自制的差别成本与外购的差别成本进行对比，选择成本较低的作为最优方案。这里要注意的是，差别成本是指只对成本增减有影响的成本，因此在无须增加专用固定设备的情况下，自制的差别成本只包括变动成本，不必考虑固定成本。外购的差别成本，一般包括买价、运费、保险费、订货费、验货费等。

例如，某医院内科需要检验科提供某项化验项目，预计全年达到1万个标本，现有两种选择：自己做或委托其他医院做。若要外购，则每个标本12元，但是该检验科有多余的服务能力，该剩余的服务能力亦无其他用途，可做该化验项目，相关成本如下：直接材料6元，直接人工3元，变动性间接成本2元，固定性间接成本4元，合计15元。

标本自制的单位成本比外购单位价格高3元，似乎应选择外购合算。其实，这样的决策是错误的，因为在自制成本中包括了与决策无关的成本。为此，我们还必须对自制成本加以深入分析，剔除与决策无关的成本。在本例中，只有为制作标本而发生的直接原材料、直接人工、变动性间接成本是决策的相关成本，固定性间接成本为非相关成本，属于沉没成本，无论医院是否自制标本，这部分成本都要发生，因此与决策相关的单位自制成本只有 11 元，自制可节约 1 万元。

3. 保留或削减医疗服务的决策分析

当医院某个部门或项目处于亏损经营，医院会考虑将其歇业。通常认为，关闭亏损部门或项目可以使医院整体结余水平提升。但实际上，亏损部门或项目的歇业仅使与之相关的变动成本减少，但并不影响固定成本。

（三）资本投资决策

1. 资本投资中的现金流量分析

医院资本投资决策一般涉及改变或扩大医院的经营能力，往往投资大、回收期长、风险大，与今后较长时期的经营状态有很大关系，同时也可能关系到医院的未来发展，因此资本投资决策是医院重要的决策之一，管理人员必须全面分析各种资本投资方案，做好可行性研究。

现金流量是评价资本投资项目可行性的主要依据和信息，估计投资项目的预期现金流量是投资决策的首要环节，也是分析投资方案时最重要、最困难的步骤。

（1）现金流量的含义。投资决策中的现金流量是指一个项目引起的现金收入和现金支出增加的数量。这里的现金是广义的现金，不仅包括各种货币资金，而且还包括需要投入项目的非货币资源的变现价值。例如，一个项目要使用医院原有的医疗设备等，则相关的现金流量是指它们的变现价值，而不是账面价值。需要注意的是，这里的现金流量与医院会计制度中现金流量表所使用的现金流量相比，无论是计算口径还是具体内容可能都存在较大差异，不能混为一谈。

一个投资项目的现金流量涉及现金流入量、现金流出量和现金净流量三个基本概念。其中，现金流入量是指投资项目在整个投资和回收过程中发生的各项现金收入；现金流出量是指投资项目在整个投资和回收过程中发生的各项现金支出；净现金流量是指一定时期某投资项目现金流入量和现金流出量的差额。

（2）现金流量的构成。结合有关现金流量的基本概念，一个资本投资项目的现金流量一般由以下三部分构成。

第一，初始现金流量。初始现金流量是指开始投资时发生的现金流量，主要包括固定资产投资、垫支在流动资产上的投资、其他投资费用和原有固定资产的变价收入。其中，固定资产投资反映了项目按拟建规模、建设内容、项目功能进行建设所需的建筑工程费用、设备购置费、安装工程费、工程建设费等，该投资可能是一次性支出，也可能是分几次支出。资本投资项目除了在筹建阶段会发生大量固定资产投资支出外，通常还需垫支一部分流动资产，这些资金一经投入便在整个投资期限内围绕着医院的经营活动进行周而复始的循环周转，直至项目终结时才能退出收回，还可能会发生与资本投资有关的职工培训费、谈判费等其他投资费用。固定资产更新时原有固定资产变卖所得的收入是原有固定资产的变价收入。

第二，营业现金流量。营业现金流量是指投资项目投入使用后在其寿命周期内由于医疗服务所带来的现金流入量和现金流出量，这种现金流量一般按年度进行计算。这里的现金流入一般是指营业现金流入，现金流出是指营业现金流出，即付现成本，其中付现成本是指需要每年支付现金的营业成本，它是项目投产后最主要的现金流出。由于营业成本不需要支付现金的主要是折旧费，因此付现成本可以用医疗成本减去折旧来估计。

第三，终结现金流量。终结现金流量是指投资项目完结时所发生的现金流量，其形式一般表现为现金流入，主要包括固定资产报废时的残值收入或变价收入以及原来垫支在各种流动资产上的资金的收回。

2. 非折现现金流量指标

资本投资决策所采用的专门方法，因决策的具体内容和掌握资料的不同而各有所异，其中投资利润率法、投资回收期法不考虑货币时间价值①。

（1）投资回收期法。投资回收期又称为"投资偿还期"，是对一个项目偿还全部投资所需的时间进行粗略估算。这一方法是以收回某项投资项目金额所需的时间长短来作为判断方案是否可行的依据。一般来说，投资回收期越短，表明该项投资项目的效果越好，所冒的风险也越小。在确定投资回收期时应以现金净流量即净收益加年折旧额作为年偿还金额。

如果每年的现金净流量不等时，其投资回收期则可按各年年末累计现金净流量进行计算。

投资回收期法计算简单、方便，易于理解，但该方法没有考虑货币的时间价值和投资的经济效益，只反映投资回收速度，不能区分回收期相同的项目的优劣。这种回收期法又称为"静态回收期法"。

（2）投资收益率法。投资收益率法是以收益而不是现金流量来衡量投资方案的投资收益，是投资的平均收益与原投资额的比率。

投资收益率法就是将所计算出来的投资收益率与预定要求达到的投资收益率进行比较，如果大于后者，说明项目可以考虑接受；如果小于后者，则不宜接受。当有两个以上方案进行比较时，宜选用投资收益率较大的方案。

---

① 货币时间价值是指货币随着时间的推移而发生的增值，终值与现值之间的差就是货币时间价值。终值是指某一特定数额的货币在若干期后按规定利率计算的未来价值，也就是"本利和"。现值是若干期后某一特定数额的货币按规定利率折算的现在价值，也就是"本金"。根据终值求现值称为"贴现"，增值额占本金的比例称为"利息率"，通常所讲的货币时间价值都是以相对数即利息率来表示的。

投资回收期和投资收益率指标虽然易于计算和理解，并可促使医院加速资金周转，缩短周转期，尽快收回投资，但该指标未考虑货币的时间价值，也不计算偿还投资后还可能获得的收益。因此在实际工作中，这两种指标通常同折现现金流量指标结合使用。

3. 折现现金流量指标

折现现金流量指标考虑了资金的时间价值，包括动态回收期法、净现值法、现值指数法、内部收益率法等。

（1）动态回收期法。考虑了货币时间价值、以折现的现金流量为基础计算的收回投资所需的时间为动态回收期法。

动态回收期虽然考虑了货币时间价值，能够反映前后各期现金净流量高低不同的影响，有助于企业尽量提前收回投资，因此优于静态回收期。但动态回收期法仍然无法揭示回收期满后继续发生的现金流量的高低，也有一定的局限性。这种方法一般适用于项目优劣的初步判断，不易直接用于方案的对比。

（2）净现值法。净现值法（Net Present Value）是指投资项目投入使用后的净现金流量按资本成本或企业要求达到的报酬率折算为现值，减去初始投资以后的余额（若投资期超过 1 年，则应减去初始投资现值以后的余额）。

净现值法的优点是充分考虑了货币的时间价值对未来不同时期净现金流量的影响，可以较好地反映各方案的投资经济效果，但该方法只考虑了各方案未来不同时期净现金流量的价值差别，没有考虑不同方案原始投资的不同。净现金流量也不能反映各投资方案的实际收益率。

（3）现值指数法。现值指数法是用现值指数的大小作为取舍投资方案的一种方法。它与净现值法一样，都反映了货币的时间价值。现值指数是指投资方案的未来现金净流量的现值和原始投资金额之间的比率。

现值指数法的优点是考虑了货币的时间价值，有利于在初始投资额不同的投资方案之间进行对比，使用范围广，能正确反映各投资方案的经济效果，但是无法确定各方案本身的投资报酬率。若要评价长期投资项目经济效益时，还需采用内部收益率法。

（4）内部收益率法。内部收益率是资金流入现值总额与资金流出现值总额相等、净现值等于零时的折现率，它是一项投资可望达到的报酬率，该指标越大越好。一般情况下，内部收益率大于等于基准收益率时，该项目是可行的。

内部收益率法考虑了货币时间价值，反映了投资项目的真实报酬率，因此也可以作为项目能接受的资金成本率的上限，有助于筹资决策和投资决策；而且内部收益率克服了比较基础不一（如初始投资额或经济寿命不同）时评价和排列备选方案优先顺序的困难，可按内部收益率从大到小排列各备选方案的优先顺序。因此，内部收益率指标是投资效益评价的主要指标。

（四）固定资产更新决策

固定资产更新，是指对技术上或经济上不宜继续使用的旧资产用新的资产更换，或用先进的技术对原有固定资产进行局部改造。随着科学技术的发展，固定资产更新周期大大缩短。对医院而言，固定资产更新是一项重要的投资决策。若片面追求医疗现代化、盲目购入最新设备，可能导致净现金流出现负数，影响正常运营；但若一味使用旧固定资产，忽略了新固定资产尤其是先进的设备所带来的医疗成本的降低和医疗质量的提高，则也必然被市场竞争淘汰。固定资产更新决策涉及两个问题：一个是决定是否更新，即继续使用旧资产还是更新新资产；另一个是决定选择什么样的资产来更新。这两个问题可以一起考虑，如果市场上没有比现有设备更适用的设备，那么就继续使用旧设备，旧设备可以修理继续使用，因此更新决策是继续使用旧设备与购置新设备之间的选择，其关键在于比较新、旧设备的成本与收益。

第三节　医院不同成本的核算分析

一、医院开展成本核算的重要性

医院要缓解"看病难、看病贵"的医患矛盾，除了要不断提高自身的医疗技术水平外，更重要的是要认识到成本管理的重要性，从成本核算着手，通过控制医疗成本、降低病人医疗费用，促进成本核算管理质量和效率，以及医院管理水平的提高。

第一，开展成本核算是提高医院社会效益和经济效益的需要。医院要提高竞争能力和自我发展能力，必须根据卫生改革的要求，把"事业"当成"产业"办，兼顾社会效益和经济效益，提高医疗质量和诊治病人数量，合理检查、合理治疗，控制均次费用不合理增长，使社会效益提高。同时，要在保证医疗质量的前提下，减少不必要的医务劳动耗费，降低医疗运营成本，提高经济效益。

第二，开展成本核算是制定医疗服务价格的依据。我国的医疗服务具有社会公益性质，医疗服务项目收费基本上由政府定价。成本是制定价格的最低界限，正确核算成本能真实反映医疗服务耗费，为物价部门合理制定医疗服务价格提供重要依据，也为政府给予医院经济补偿提供依据。调整卫生总费支出中个人负担和政府补贴的比例，也需要通过成本核算来提供合理和确切的数据。

第三，开展成本核算能增强员工的成本意识，养成勤俭节约的良好习惯。通过开展成本核算工作，使员工认识到成本核算不仅是财务科、财务人员的事情，也是医院所有部门和全体员工共同的事情。成本核算需要多部门的配合，成本分析也需要各部门的共同参与。只有这样，才能使员工了解医院经济运行的情况和成本支出情况，树立成本意识，培养成本观念，自觉地节约资源、杜绝浪费，从而实现医疗服务社会效益和经济效益最大化，努力为病人提供优质、高效、低耗的医疗服务。

第四，开展成本核算是建立健全激励机制的基础。成本核算是医院绩效考核与分配制度建立的前提和基础；激励机制是促进医院提高服务质量和经济效益的有效管理措施；绩效工资是实行按劳分配的补充方式，是给医务人员提供超额劳动的报酬，是激励机制的重要内容。

第五，开展成本核算是进行决策的重要依据。医院要在竞争中取胜，就要面向市场，作出正确的经营决策。成本管理人员只有及时提供准确的成本核算资料，才能使成本预测、决策和分析等活动建立在真实、可靠的基础上。

二、科室成本核算

科室成本核算，以单位内部各部门、科室作为成本核算对象，医院科室成本核算的主要对象是有业务收入的各临床科室与医技科室，以及行政管理和后勤保障相互提供的劳务。

医院成本核算主要是医院科室的全成本核算。医院在核算工作中，把各科室划分为临床服务类科室、医疗技术类科室、医疗辅助类科室和行政后勤类科室。临床服务类科室指直接为病人提供医疗服务，并能体现最终医疗结果、完整反映医疗成本的科室；医疗技术类科室指为门诊医疗科室或住院临床科室提供医疗技术支持和辅助诊疗的科室；医疗辅助类科室是服务于临床服务类和医疗技术类科室，为其提供动力、生产、加工等辅助服务的科室；行政后勤类科室指医院行政管理职能的科室。临床服务类科室确定为直接成本中心、医疗技术类科室、医疗辅助类科室和行政后勤类科室确定为间接成本中心。

三、项目成本核算

医疗服务项目成本核算是以各科室开展的医疗服务项目为对象，归集和分配各项支出，计算出各项目单位成本的过程。核算办法是将临床服务类、医疗技术类和医疗辅助类科室的医疗成本向其提供的医疗服务项目进行归集和分摊，分摊参数可以采用各项目收入比、工作量等。

（一）项目成本的核算方法

医疗服务项目成本核算就是对围绕某一服务项目所发生的一切成本进行审核、记录、汇集和分配，并计算实际成本的过程。

医疗服务项目成本核算是以临床服务科室及医疗技术科室二次分摊后的科室成本为基础，以各科室开展的医疗服务项目为对象，归集和分配各项支出，计算出各科室所开展医疗服务项目单位成本的过程。核算医疗项目成本主要应选用作业成本法，以作业量为成本分配基础，以作业为成本分配的基本对象，把医院诊疗过程划分成一系列作业，通过对作业成本的计量间接计算出产品的成本。在国内医院将病种临床路径每一个环节的检查、药品、手术、治疗项目等费用进行测算，确定医疗活动中不同级别的诊疗全过程的各项目标准费用。

（二）项目成本的归集

将能够直接归集到各个医疗服务项目的费用，如人员经费和卫生材料费等直接计入各项目成本。不能直接计入的成本根据科室的医疗成本，按照作业成本法分摊至服务项目。作业成本的分摊系数包括收入分配系数、工作量分配系数和操作时间分配系数。

（三）基于作业成本法的医院项目成本核算

作业成本法虽然起源于产品成本计算的精确性动机，但是其在医院应用的意义已经完全超越了成本计算精确性要求这个层面，是深入到医院作业链的重构，乃至医院组织结构设计问题。

1. 医院内部作业流程

（1）确定医院中各诊疗项目作业链。

建构作业链就是把医院诊疗服务的基本业务流程作为作业链描绘出来，相应绘出各自的流程图，包括：通过主要医疗服务活动和信息流，找出每个活动给外部或内部顾客提供的价值，并客观评价各个部门履行职能的关键活动。所以作业链是医疗服务和管理流程图，包括各项医疗服务流程和管理流程，内容包括主要环节、参与人员、所需人数、主要活动和方法、步骤、使用设备、所需时间。要将医院的管理深化到作业水平，进行作业分析，使作业链持续改善和优化；要确定在医院里所提供的诊疗服务中，什么作业是增值有效的，前提是确定各诊疗服务项目的作业链。

现在有一种先进的临床服务模式——临床路径，为我们确定医院诊疗项目中的作业链提供了思路。"临床路径"是由医院组织相关人员根据某种疾病或某种手术方法制定的一种治疗模式。病人由住院一开始到出院以及持续服务都依据此模式接受治疗，并且任何医师都需按此模式进行治疗。等待临床路径完成，医疗护理等相关人员再根据临床路径的结果分析、评估及研讨每一个病人的差距，以避免在治疗下一个病人时发生同样的差异和错误，以此来控制整个医疗成本并维持和改进医疗服务质量。我们可以根据临床路径来确定医院的作业链，从而为对各项作业的分析和评价打下基础。

（2）医院的作业流程分析。

医院的作业流程分析的重点在于，确认增值作业和非增值作业，判断各项作业的执行效率如何。增值作业是那些为医院和顾客带来利润的作业，包括两种类型：第一种是给顾客带来价值的作业，第二种是保证医院正常运转的必不可少的作业。例如门诊病人持卡就诊可以利用电子程控系统区分初诊与复诊病人以及对门诊量和疾病谱的统计。对初诊病人实施建卡与预检、挂号；复诊病人刷卡后在导医的指引下直接进入相应诊区。在这个例子中，对于初诊病人进行建卡、预检和挂号就是增值作业，如果对于复诊病人仍然建卡、预检，那么这就是不必要的作业，即为不增值作业，应该避免。作业执行效率的高低直接影响到医院的医疗附加价值。例如可以将择期手术的病人的一切检查和术前准备工作在门诊完成，这样减少了术前的住院时间，提高了效率，也在一定程度上降低了病人的医疗费用，提升了病人的医疗服务消费价值，同时医院的医疗服务流程也更科学、更简洁了。

（3）医院的作业流程重组。

实行作业链的管理必须进行流程再造。对一些不必要的过程和步骤进行改进和优化，明确界定医疗服务的价值来源和产生价值的流程，以创新的方式为顾客创造价值。如改善不适当的医疗服务活动形式以追求更高的过程效果和效率，提高病人在医疗服务中的医疗消费价值，提高医疗增值服务，使医疗服务流程增值最大化，非增值内容成本最小化，获得有效的绩效改进。

在作业流程重组时，需要注意两个问题：一是要努力寻找引起成本的根源。应该找到真正产生成本的原因，而不要停留在表面。例如将病人从病房转移到手术室所产生的成本产生的原因不仅是作业动因（移送的人次），或许如果调整病区和手术室的布局效果会更明显。二是要保持简单性。一般来说，复杂性都会引起成本的增加。例如对病人进行的不必要的检查就会增加医疗费用。

2. 医院作业成本管理模式的建立

建立医院的作业成本管理模式可以分为以下几个步骤建立：

（1）进行医院成本目标的划分，如医院可以按照不同类型的病人划分为不同的成本目标，则医院一系列成本的耗费都可以视为完成这些目标（治愈病人）而发生的。

（2）建立医院资源库，按照一定的标准将医院所拥有的资源进行归类管理（如医疗设备、药品、医护人员的劳动等），医院成本的消耗最终体现为这些资源的消耗。

（3）建立医院作业库，即按照一定的标准将医院中进行的各种作业（例如药品的使用、医护人员的具体服务、医院作业成本管理新模式的应用分析、医疗设备的使用等）进行归类整理，这些作业的实际发生是直接针对成本目标的实现，并且成为医院资源消耗的直接动因，即成本动因。

（4）对作业链进行描述，即通过对各种成本目标的完成过程的分析，以一种客观的、易于理解的方式对整个作业过程进行描述，为实现作业成本法的成本归集和分配奠定基础。

（5）在作业链划分的基础上，制定成本目标消耗作业、作业消耗资源的分配标准，即某一特定的成本目标消耗某类作业，一定数量的作业会消耗多少资源，最后根据各种资源的价值最终确定某一成本目标耗费的成本。

（6）通过所反映的会计信息分析各项作业消耗资源是否合理，并努力减少不增值作业，通过作业成本管理优化医院作业流程，提高医院整体管理水平。

（7）在信息技术平台上对上述过程进行集成，从而建立一套动态的能够不断提供上述作业及成本信息的信息系统。

第四节　医院成本控制及细化措施

一、医院成本控制的方法及程序

医院成本控制是医院根据一定时期预先建立的成本管理目标，由成本控制主体在其职权范围内，在医疗服务过程中，对各种影响成本的因素和条件采取的一系列预防和调节措施，以保证成本管理目标实现的管理行为。

医院应在保证医疗服务质量的前提下，利用各种管理方法和措施，按照预定的成本定额、成本计划和成本费用开支标准，对成本形成过程中的耗费进行控制。

（一）医院成本控制的方法

1. 标准成本法

标准成本法是医院成本控制中应用最为广泛和有效的一种方法，它是以指定的标准成本为基础，将实际发生的成本与标准成本进行对比，揭示成本差异形成的原因和责任，采取相应措施，实现对成本的有效控制。

2. 定额成本法

定额成本法是医院为了及时地反映和监督支出和医疗服务项目成本脱离定额的差异，加强定额管理和成本控制而采用的一种成本计算方法。在成本计算方法中，医疗业务支出和管理费用的日常核算，都是按照支出的实际发生额进行的，业务成本也都是按照实际医疗支出和管理费用计算的实际成本。这样，医疗支出管理费用和医疗服务脱离定额的差异及其发生的原因，只有在月末时通过实际资料与定额资料的对比、分析才能得到反映，而不能在费用发生的当时反映出来，因而不能很好地加强成本控制。定额成本法正是针对以上方法的不足所采用的一种成本计算辅助方法，将事后控制转变为事中控制。

（二）医院成本控制的程序

成本控制方法很多，各种方法使用的成本控制标准、核算方法和控制程序不尽相同，但从总的控制目标看，最本质、最基础的过程则是相似的，最基本的控制步骤可以分为以下三个阶段：

1. 制定成本控制标准

不论采用什么方法进行成本控制，都必须依照一定的控制标准开展控制工作，科学、合理、正确地制定适合于所采用的控制方法的控制标准是成本控制的第一项重要工作。切合实际的控制标准不仅能有效地降低成本水平，而且能充分调动职工的积极性。不切实际、不合理的控制标准既不能达到控制医疗费用的目的，还有可能削弱降低成本的热情。根据新《医院财务制度》对开展全面预算的要求，医院成本控制标准可以采用预算方法来制定。

2. 分析成本差异

考察、计算、分析成本控制标准与实际成本费用的差异，找出原因，责成责任人予以改进，是实现成本控制的中心环节。差异产生的原因很多，需要进行综合全面分析。因此，在计算差异和分析差异的原因时，应特别注意关系的协调，找出问题的症结所在，提出真实可靠、各方面都能认同的原因。

3. 及时纠正差异

积极主动采取措施，控制差异的产生或扩大，保证医疗费用的正常耗费达到或超过降低成本的标准，是成本控制工作的最终目的。对成本控制中产生的差异，除了要分析差异原因所归属的责任单位外，还要提出具体的改进措施，以便及时消除差异，实现成本控制目标，这也是反馈控制的关键环节。

二、医院成本控制的细化措施

（一）提高医院成本核算与控制人员的业务水平

医院管理需要大批专业基础扎实，又具有一定医学知识、计算机技能的复合型卫生经济管理人才。建立一支思想品德好、专业技术高的成本核算专职队伍，是搞好医院成本核算工作的前提和基础。医院应多渠道引进和培训人才，对现有成本核算人员采取多种方式进行继续教育，提高医院成本核算队伍的整体业务素养。

开发成本核算软件，运用计算机网络提高成本核算效率及准确性。很多大医院业务量较大，其成本核算工作量大、计算烦琐，运用手工计算准确性差。因此，医院应大力推进计算机网络化、自动化，建立内部局域网，根据部门分工，建立不同的站点，如医生工作站、护士工作站等，开发功能先进的软件系统，实现成本核算数据的自动收集、存储、分析和信息共享，确保成本核算的高效、准确，为医院决策和发展提供及时可靠的数据支持和信息保障。同时，此软件系统要有与科室成本核算相配套的奖金核算功能，有较完善的成本计划、预测、控制、考核、分析评价等管理功能，提高成本核算的效率和水平。

（二）树立科学的理财观念

世界各国卫生事业发展的历史和现实表明，无论是发达国家还是发展中国家，可以用于卫生方面的资源总是有限的。如何使有限的卫生资源得到合理的配置与利用，以最低的成本最大限度地满足人民群众对卫生服务的需求，产生最大的经济效益和社会效益，是医院经营管理者最为关注的焦点。因此，随着社会的发展和现代医院经营管理的需要，医院管理者在进行医院融资和投资决策时，应更多地掌握和运用现代企业制度的成本核算方法和经营理念，如资金的时间价值观念、风险价值观念和机会成本观念。

在成本核算中，为了进行不同时间点上投入产出的比较，必须消除资金的时间价值差异。资金时间价值是一个客观存在的范畴，在市场经济条件下，迫切需要引入时间价值观念，并在投资和资金使用效率分析中帮助医院管理者作出正确决策。风险是指事物发生结果的多变性与不确定性，不要把风险等同于损失来看待，风险具有不确定性，它既可以是超出预期的损失，呈现不利的一面，也可以是超出预期的收益，呈现有利的一面。风险与收益并存，风险越大，要求的收益越高，风险越小，要求的收益越低。医院管理者要保持正确的风险意识，并投身到财务管理中。在进行投资项目决策时，不同的备选方案会带来不同的收益，当你选择一种方案而放弃其他方案时，其他方案所潜在的收益，被称为备选方案的机会成本。机会成本是影响财务决策的重要因素。

（三）加强对材料费用的控制

无论采用什么核算方法和控制手段，对材料费用的控制是首要的。卫生材料费的控制可以从两方面入手。

一方面，从材料采购方面来看，卫生材料费属于可控成本，医院采购科室在采购时应通过正规的采购渠道，遵循相关政策和法规，根据预算和库房库存量，由库房管理人员提供数据制定采购计划，并且要经常深入临床，调查所购卫生材料使用情况，还要经常性地提供一些新技术、新产品方面的信息给临床医务人员，制定严格的采购程序和制度，保证所采购物品及时、质量可靠、价格低廉。

另一方面，从科室成本控制方面来看，对各科室各道服务程序的损耗建立考核指标，控制医疗服务中的材料废损，减少和消灭各环节上的浪费和损耗，对医技科室期末的专用材料要及时办理退料或假退料手续。具体而言，在专用材料方面：对临床科室下达百元收入药品卫生材料消耗指标并定期考核；对行政科室下达办公材料预算或定额指标并定期考核，设专人对价值较高的耗材从领用、科室消耗等进行全程控制；对照明系统进行改造，采用声光控开关；规范办公费的管理，对办公耗材进行招标，实行数量控制、定量发放。

如前分析，人力成本无论在变动成本还是固定成本中都占据相当大的比重，人力资源是医院赖以发展的重要因素。医院应当采取优惠措施，引进高级人才，保证医生的人数和高水平、高质量的医疗服务，建立合理的住院医师制度，增加护理人员，合理配置人员结构。

（四）建立术前评估制度

由于公立医院尤其是三甲医院资源有限，医疗质量和水平得到患者的肯定，为了住院治疗，患者往往需要等候较长时间，加床住走廊也成了医院许多病区的特有现象。针对这种情况，公立医院可以建立术前评估制度，即患者办好住院手续后，病房医生初步对病人进行评估，让患者先完成一系列的检查化验，然后回家等待。检验结果有异常的，让患者先在门诊接受治疗。这期间院方安排好相关的术前工作，等医院全部准备就绪，通知患者住院，并立刻安排手术，这样不仅缩短了患者的住院时间，节省了住院费用，也避免了加床带来的病人不满意，医务人员工作超负荷、压力大等问题。

第六章　现代医院经济运营内部控制

第一节　采购管理内部控制设计

医院采购是医院日常开展的重要经济活动，也是医院开展各项工作的基础。近年来，医院物资采购领域案件频发，暴露出一些医院采购管理存在内控制度不健全、操作执行不规范、运行机制不完善、监督处罚不到位等现象，造成医院及国家财产的损失和浪费。随着新医改的不断深入，如何科学地管理和控制物资采购过程和采购环节，成为当今医院采购管理面临的新课题和新难点。因此，医院应以《中华人民共和国政府采购法》和国家关于药品、医疗设备等方面的采购规定为依据，加强采购内部控制建设，规范采购管理行为，提高采购资金使用效益，切实维护自身利益和公共利益。

一、采购业务流程与控制设计

医院采购业务一般包括采购计划、采购实施和采购监督三个阶段，主要涉及采购预算编报与下达、采购计划编制与审核、采购需求申报、代理机构选用、采购方式选择、供应商确定、采购合同签订、管理供应过程、采购项目验收、采购结算付款、会计控制、采购资料归档、采购信息公开、质疑与投诉处理以及采购后评估等具体环节。

二、医院采购控制的内容

根据采购业务基本流程，医院采购控制主要包括采购组织控制、采购计划和预算控制、采购需求控制、代理机构控制、供应商控制、合同管理控制、信息公开控制、采购验收控制、质疑投诉控制、结算支付控制和采购会计控制等。

（一）采购组织控制

1. 采购组织的控制目标

（1）建立完善的采购管理制度和流程，确保采购计划、组织实施、评价与监督等管理活动有章可循，有据可依，并使采购管理政策在单位内部各机构和不同会计期间的应用保持一致。

（2）建立医院采购管理组织体系，明确采购业务主管机关，确保采购各参与部门和人员责任清晰，采购管理的组织领导和工作协调机制落实到位。

2. 采购组织的主要风险

采购管理制度和流程不健全，采购工作职责分工和机构岗位设置不明确，采购组织领导与协调机制不完善等，均容易造成采购管理松散和随意性，采购计划编制、组织实施、评价与监督等工作流于形式，采购管理作用得不到有效发挥。具体来说：

（1）未建立规范的采购管理制度和流程，可能导致采购业务操作无章可循，致使采购管理随意性加大。

（2）未明确采购管理机构和岗位设置，或采购管理职责分工不明确，可能导致采购管理责任不清，影响采购管理的效果。

（3）未建立健全采购工作的组织领导和工作协调机制，可能导致内部各机构之间在采购管理上协作不畅、相互推诿，致使采购管理效率不高。

3. 采购组织的关键控制措施

第一，建立健全采购管理制度和流程。医院应当根据单位实际建立健全采购管理制度和流程，规范采购管理的组织领导和运行机制，明确采购计划、组织实施、评价与监督的具体工作程序，确保采购管理工作有章可循、有据可依。

第二，明确采购管理职责分工。医院应明确采购主管部门、各内设机构以及医院领导在采购管理中的职责分工，并通过设置采购管理的专职岗位，配备合适的采购管理人员，确保采购管理主体责任清晰明确。

第三，科学设置采购管理岗位。医院应当按照不相容职务相互分离的原则细化采购管理相关岗位的职责、分工及权限。采购管理工作各环节的不相容职位一般包括：请购与审批，询价与确定供应商，采购合同的订立与审查，采购与验收，验收与保管，采购、验收与相关会计记录，付款审批与付款执行。

第四，建立采购管理组织领导与工作协调机制。医院应当加强对采购活动的组织领导，成立包括医院分管采购负责人、各内设机构负责人在内的采购业务领导小组，定期就采购计划、组织实施、评价与监督工作运行过程中存在的问题进行讨论沟通，不断完善医院采购工作协调机制。医院应当按照卫生行政部门规定设立药物与治疗学委员会（组），负责根据有关规定，在省级集中采购入围药品目录范围内组织遴选本院使用的药品目录。

总之，医院应当加强对纳入政府采购活动的管理，对政府采购活动实施归口管理，在政府采购活动中建立政府采购、资产管理、财会、内部审计、纪检监察等部门或岗位相互协调、相互制约的机制。

（二）政府采购预算与计划控制

1. 政府采购预算与计划的控制目标

根据财政部门、上级主管部门（举办单位）有关规定及医院自身发展计划和目标编制采购预算，合理安排采购计划，保证采购计划（预算）科学合理，并具有财力保障。

2. 政府采购预算与计划的主要风险

（1）未详细掌握本单位对于资产物资及服务的实际需求和相关配备标准，难以确保采购计划（预算）的合法性、合理性。

（2）采购预算编制不科学，采购计划安排不合理，造成货物、工程及服务购置与本单位年度工作计划、现有的资产及配置情况相脱节，可能导致采购失败、业务活动中断或资源浪费。

3. 政府采购预算与计划的关键控制措施

（1）规范编制医院采购预算。纳入集中采购范围的采购项目应当及时编制集中采购预算。在年初，集中采购预算与部门预算同步编制，主要体现预算支出和方向；采购项目名称应明确体现该项目的具体采购内容，不应带有品牌、型号和规格等有市场倾向性的表述，一经发现，集中采购机构或采购代理机构应拒绝执行；采购预算要应编尽编，属于政府集中采购范围的支出项目均应纳入集中采购预算，每年根据所在地方政府集中采购目录和政府采购主体方式限额标准等事项通知文件的要求，将属于集中采购范围的支出项目编制集中采购预算和采购计划。医院编制的采购预算应当符合下列要求：①政府采购项目及资金预算在部门预算中单独列出。②集中采购项目和分散采购项目分别逐项列明项目名称、数量及金额。③实行配备标准或者资产限额管理的项目，应经同级人民政府财政部门批准。

（2）规范编制医院采购计划。采购计划作为医院采购预算的执行明细，一般以能否向一个供应商执行采购作为立项、分项原则。能够向一个供应商购买的，不得拆项。在编制政府集中采购实施计划时，应当明确政府采购项目基本情况、采购方式、组织形式和预计采购时间等具体内容，并符合下列要求：①项目和资金符合政府采购预算。②相同品目的项目归并编列。③对采购价格、规格及技术要求等相关事项进行市场调查或论证。④预计采购时间与采购方式程序所需时间基本一致。

政府采购计划自下达之日起个月内有效，医院应当及时向政府采购中心申报采购。按照"预算生成计划，计划对应采购"的要求，一个集中采购预算项目可以生成多条采购计划，但一个采购计划条目只对应一次采购活动、一张中标（成交）通知书。

（3）加强医院采购预算与采购计划的衔接。建立预算编制、采购计划和资产管理之间的沟通机制，根据医院货物、服务和工程实际需求及经费预算标准、设备配置标准细化采购预算，列明采购项目或货物品目，并根据采购预算及实际采购需求安排编报月度采购计划，提交采购主管部门审核。

（4）规范医院采购计划（预算）编报流程。按照财政部门"先预算、后计划、再采购"的工作流程，医院应先规范填报集中采购预算，在主管部门指定的采购系统平台编报并录入政府采购计划后，经主管部门审批方可组织实施采购。自行采购时，采购计划（预算）需按医院内部权限规定报经分管领导或医院领导班子审议通过方可组织实施采购。

（5）加强医院采购计划与现有工作的衔接。由于采购计划编报、下达到采购组织实施需要一定的运行周期，各采购单位在编报医院采购计划时应注意与现有工作衔接，尽量提前进行，合理安排时间。

（三）采购需求控制

1. 采购需求的控制目标

（1）确保采购需求申请严格执行《政府采购法》及相关配套法规和医院内部管理规定，按照规范的请购程序办理采购业务，提高采购事项的真实性、合理性、合法性，防止欺诈和舞弊行为。

（2）确保请购依据充分，且经过适当授权或审批，并符合医院实际业务需求。

2. 采购需求的主要风险

（1）缺乏采购申请制度、请购程序不规范，可能导致盲目采购、采购管理混乱无序。

（2）请购依据不充分、请购未经适当审批或超越授权审批，可能导致采购物资过量或不足，甚至影响医院的正常业务活动开展。

3. 采购需求的关键控制措施

（1）建立健全采购申请制度。医院应当根据业务实际建立健全单位采购申请制度，依据购买物资或接受劳务的类型，确定归口管理部门，授予相应的请购权，明确相关部门或人员的职责权限及相应的请购程序。也可以根据实际需要设置专门的请购部门，对需求部门提出的采购需求进行审核，并进行归类汇总，统筹安排单位的采购计划。

（2）规范办理请购手续。具有请购权的部门对于预算内采购项目，应当严格按照预算执行进度办理请购手续，根据工作计划提出合理采购申请。对于超预算和预算外采购项目，应先履行预算调整程序，由具备相应审批权限的部门或人员审批后，再行办理请购手续。其中：①各部门提出采购需求申请时至少应当经过资产管理部门和采购管理部门的审核同意，重大采购需求应当经医院领导班子会议决策通过。②采购需求部门提出需求文件时应当明确描述采购需求内容，包括采购项目名称、采购项目分类（货物、服务及工程类）、采购数量、金额，采购方式、采购时限、资金来源等。③对于拟购置的大型（甲、乙类）医疗设备，申请部门在提出采购需求申请时须同时提交可行性论证报告，经医院领导班子审议通过后，上报卫健委批准后，方可列入预算。④医院原则上不得购买药品集中采购入围药品目录外的药品。有特殊需要的，须经省级药品集中采购工作管理机构审批同意。

（3）严格履行采购审批程序。医院应当加强对采购申请的内部审核，按照规定选择采购方式、发布采购信息。对采购进口产品、变更采购方式等事项应当加强内部审核，严格履行审批手续。具备相应审批权限的部门或人员审批采购申请时，应重点关注采购申请内容是否准确、完整，是否符合开展业务活动的实际需要，是否符合采购计划，是否在采购预算范围内等。对不符合规定的采购申请，应要求请购部门调整请购内容或拒绝批准；对于建设项目、大宗专用设备采购等重大项目，应聘请专业的评估机构对需求文件进行专业评审。

医院采购活动必须按照批准的采购预算、采购实施计划执行。未纳入采购预算和采购实施计划的采购项目（采购需求），不得随意组织实施并支付采购资金。

（四）采购代理机构选用

1. 采购代理机构选用的控制目标

（1）规范采购代理机构的选用程序，确保在采购法律政策规定的条件下依法按规，有序竞争，慎重委托采购代理业务。

（2）避免采购代理机构受制于采购单位，影响中介代理机构的中立性和公正性，出现欺诈和舞弊行为。

（3）加强对采购代理机构选用行为的评价与监督，提高有关采购代理机构考核评价工作的规范性，确保采购代理业务能够符合采购单位的实际需求。

2. 采购代理机构选用的主要风险

（1）任意选择符合自己"需要"的采购代理机构委托采购，难以确保采购事项的经济合理性，并容易滋生欺诈和舞弊行为。

（2）错误选用资质或业务范围不符合采购代理要求的采购代理机构，可能导致采购结果难以满足采购单位的实际需求。

（3）缺乏对采购代理机构选用行为评价与监督，或未对采购代理机构采购工作成效进行考核评价，可能导致采购代理工作质量不高和采购效率低下。

3. 采购代理机构选用的关键控制措施

（1）正确理解法规释义，管好、慎用选择权力。法定要求采购纳入集中采购目录的政府采购项目，必须委托集中采购机构代理采购。其中，纳入集中采购目录属于通用的政府采购项目的，应当委托集中采购机构代理采购；属于本部门、本系统有特殊要求的项目，应当实行部门集中采购。采购单位有权自行选择采购代理机构，任何单位和个人不得以任何方式为采购单位指定采购代理机构。

（2）确立正规机构地位，依法实施委托代理。采购未纳入集中采购目录的政府采购项目，可以根据需要自行委托集中采购机构在委托的范围内代理采购，或委托经政府财政部门认可的社会采购代理机构组织实施政府采购。采购人依法委托采购代理机构办理采购事宜的，应当由采购人与采购代理机构签订委托代理协议，依法确定委托代理的事项，约定双方的权利义务，明确采购项目、采购数量、采购金额、采购时限和采购方式。

（3）明确代理机构资质和代理范围，择优选用代理机构。采购主管部门应当根据采购代理机构的业务范围、服务性质、工作经验等方面的信息，对备选采购代理机构进行专业类别分组，形成货物、服务和工程类采购代理机构备选库，报单位主管机构审定后发布实施。代理机构的选择及使用应当注意以下几个方面：①备选库中的采购代理机构必须是财政部、省政府财政部门或医院采购主管部门指定的采购代理机构。②须根据采购管理相关规定，制定采购代理机构评价和考核标准，建立代理机构进出机制。

此外，委托采购代理机构代理部门集中类目录和分散采购项目中属于国家、省、市重点项目或采购金额较大项目的，应当采取公开招标的方式确定采购代理机构。

（五）供应商管理

1. 供应商管理的控制目标

（1）确保供应商的确定过程符合国家相关法律法规及单位内部管理规定，提高采购事项的合法合规性，防止欺诈和舞弊行为。

（2）确保供应商的选择及其评价有利于医院获取"质优价廉"的货物、工程和服务。

（3）确保采购结果符合预期，价格不高于市场同类产品价格水平。

2. 供应商管理的主要风险

（1）供应商选择不当，采购方式不合理，招投标程序不规范，授权审批不到位，可能导致采购物资质次价高，甚至出现舞弊或遭受欺诈。

（2）采购定价机制不科学，采购定价方式选择不当，缺乏对重要物资品种价格的跟踪监控，导致采购价格不合理，可能造成单位资金损失。

3. 供应商管理的关键控制措施

（1）建立合格供应商名录。医院应当建立科学的供应商评估和准入制度，对各类货物、工程和服务的供应商资质信誉情况的真实性和合法性进行审查，确定合格的供应商名录（合格供应商库），健全医院统一的供应商网络。

（2）科学设定供应商新增及物资供应目录调整程序。新增供应商的市场准入、供应商新增服务关系及调整供应商物资目录，应当由采购主管部门根据需要提出申请，并按规定的权限和程序审核批准后，纳入供应商网络。

（3）严格开展供应商资质审查。采购主管部门应当要求参加采购的供应商提供有关资质证明文件和业绩情况，并根据《政府采购法》及医院采购管理制度规定的供应商条件和采购项目对供应商的特定要求，对供应商的资格进行严格审查。必要时，可委托具有相应资质的中介机构对供应商进行资信状况及履约能力调查。

（4）规范选用采购组织形式和采购方式。采购主管部门应当按照公平、公正和竞争的原则，根据国家相关法律法规及单位内部管理规定，规范选择和使用各类货物、工程和服务的采购组织形式和采购方式，择优确定供应商。

（5）严格落实利害关系回避制度。在采购活动中，医院采购人员及相关人员与供应商有利害关系的，必须回避。如供应商认为采购人员及相关人员与其他供应商有利害关系的，可以申请其回避；相关人员包括招标采购中评标委员会的组成人员、竞争性谈判采购中谈判小组的组成人员、询价采购中询价小组的组成人员等。

（6）严禁供应商选用差别对待。采购主管部门应当根据采购项目的特殊要求，规定供应商的特定条件，但不得以不合理的条件对供应商实行差别待遇或者歧视待遇。

（7）建立医院内部采购定价工作机制及评价与监督机制。定期检查和评价采购定价过程中的薄弱环节，及时发现并纠正错误，采取有效控制措施，确保采购结果符合预期，价格不高于市场同类产品水平。

（8）建立供应商考核评价及供应商淘汰机制。医院应当对供应商提供物资或劳务的质量、价格、交货及时性、供货条件及其资信、经营状况等进行实时跟踪管理，并定期组织开展考核评价，根据考核评价结果，提出供应商淘汰和更换名单方案，经审批后对供应商进行合理选择和调整，并在供应商清单（供应商库）中作出相应记录。

（六）政府采购合同签订与备案

1. 政府采购合同签订与备案的控制目标

按照规范的程序与供应商订立采购合同，确保合同条款符合国家有关法律法规的要求。

2. 政府采购合同签订与备案的主要风险

未经授权对外订立采购合同，合同对方主体资格、履约能力等未达要求，合同内容存在重大疏漏和欺诈等，都可能导致采购单位合法权益受到侵害。

3. 政府采购合同签订与备案的关键控制措施

（1）科学设置签约原则和条件。采购合同适用《合同法》，医院和中标、成交供应商之间的权利和义务，应当按照平等、自愿的原则以合同方式约定，采购单位不得向中标、成交供应商提出交纳履约保证金、提供赠品或回扣等不合理要求作为签订合同的条件。

（2）规范商定采购合同条款。医院与中标、成交供应商应当在中标、成交通知书发出之日起三十日内，按照采购文件确定的事项签订政府采购合同。采购合同的主要条款应当包括当事人名称、标的、价款酬金、数量、质量、履约时间和地点、争议处理的方式等，采购合同中的采购标的、规格型号、采购金额、采购数量、质量标准等实质性内容应当与采购文件保持一致。

（3）严格限定合同签订时间及签约主体。中标、成交通知书发出后，除发生不可抗力外，中标、成交供应商应当及时与采购单位签订采购合同。根据有关法律规定，医院及其委托的代理机构需与中标供应商在中标通知书发出之日起三十日内，签订政府采购合同，采购单位、采购代理机构、中标（成交）供应商和同级政府采购监督管理部门应当各执一份。

采购单位可以委托代理机构代表其与中标、成交供应商签订政府采购合同。由代理机构以医院名义签订合同的，应当提交医院的授权委托书，作为合同附件。

（4）正视中标、成交通知书的法律约束力。中标、成交通知书对医院和中标、成交供应商均具有法律效力，中标、成交通知书发出后，医院改变中标、成交结果的，或者中标、成交供应商放弃中标、成交项目的，均应当依法承担法律责任。除因不可抗力影响外，中标、成交供应商放弃或拒绝与医院或其委托人签订政府采购合同的，其交纳的投标保证金予以没收并上交国库，并作为不良行为记录在案，在同一预算年度内禁止参加政府采购活动。医院可以与排位在中标、成交供应商之后第一位的中标候选供应商签订政府采购合同，以此类推。

（5）及时开展政府采购合同报备。政府采购项目的采购合同自签订之日起七个工作日内，医院应当将合同副本报同级政府采购监督管理部门和有关部门备案。属于自行采购的，应当将采购合同向医院内部合同管理部门、财务部门备案。

（6）严格限制合同分包行为。经采购单位同意，中标、成交供应商可以依法采取分包方式履行合同。其中，适用优先或强制政府采购优惠政策的采购项目不得采取分包方式履行合同。政府采购合同分包履行的，中标、成交供应商就采购项目和分包项目向医院负责，分包供应商就分包项目承担责任。

（7）严格办理补充合同手续。政府采购合同履行中，采购单位需追加与合同标的相同的货物、工程或者服务的，在不改变合同其他条款的前提下，可以与供应商协商签订补充合同，但所有补充合同的采购金额不得超过原合同采购金额的10%。

（七）采购验收管理

1. 采购验收管理的控制目标

（1）建立采购验收制度，明确采购验收程序、标准及责任人，确保采购验收工作有章可循、有据可依。

（2）维护采购单位和供应商的合法权益，确保财政资金的使用效益，保证政府采购的质量效果。

2. 采购验收管理的主要风险

（1）重采购、轻验收，可能造成验收组织不认真，敷衍了事；验收走过场，手续缺失或不完备，容易导致供应商篡改型号、降低配置、变更合同、延期履约、售后服务不到位，甚至在产品质量、合同履约等问题上发生较大经济纠纷。

（2）验收环节重视程度不够、职责不明确、程序不规范、过程不公开、专业性不强，或缺少具体的验收程序、验收标准以及对验收责任人处罚措施的相关规定，容易造成对合同签约后的履行情况、验收环节疏于监管，可能导致弄虚作假、以假乱真、以次充好等问题。

（3）验收方案过于简单、欠缺科学性，不能完全满足验收的需要，或采购验收问题处理不当、对验收过程中存在的异常情况未及时正确地处理，可能导致账实不符、采购物资损失。

3. 采购验收管理的关键控制措施

医院应当加强对采购项目验收的管理。根据规定的验收制度和采购文件，由指定部门或专人对所购物品的品种、规格、数量、质量和其他相关内容进行验收，并出具验收证明。具体包括以下方面：

（1）量身定制验收工作方案。医院应当结合各自的采购项目特性确定必检的采购项目目录，并量身定制采购项目验收工作方案，规范设计各类采购项目验收标准、程序和方法。

（2）科学设立履约验收工作组。采购合同签订后，应当由医院的纪检，财务、装备等部门三人以上人员成立履约验收工作组，代理机构也可参加项目履约验收工作。直接参与采购项目方案制定、评标、定标的人员不得作为工作组负责人。

（3）及时组织采购项目验收。医院应当自中标、成交供应商履行完合同义务之日起十个工作日内组织验收。大型或复杂的政府采购项目，应当邀请质量检测机构参加验收。

（4）严格办理采购验收手续。医院应当按照采购文件、采购合同规定的标准和方法组织对采购项目进行验收。重点关注采购合同、发票等原始单据与采购物资的数量、质量、规格型号等是否一致。对验收合格的货物，应当及时办理入库手续，填制入库凭证，登记实物账，并将入库凭证传递给财务会计部门。验收工作涉及技术性强的、大宗的和新、特物资，还应进行专业测试，必要时可委托具有检验资质的机构或聘请外部专家协助验收。

（5）科学处理项目验收异常。对于验收过程中发现的异常情况，比如无采购合同或大额超采购合同的采购项目、超采购预算采购项目、毁损的货物等，验收机构或人员应当立即向医院有权管理的相关机构报告，相关机构应当查明原因并及时处理。对于质检不合格货物、服务和工程，采购主管部门应当依据检验结果办理退货、索赔等事宜。对于供应商出现的违约情形，应当及时纠正或要求补偿；造成损失的，按合同约定追究违约责任，并上报政府采购监督管理部门处理；发现有假冒、伪劣、走私产品、商业贿赂等违法情形的，应立即移交工商、质监、公安等行政执法部门依法查处。

（6）规范出具采购验收报告。验收工作组应当对供应商提供的货物、工程或服务按照采购文件、中标、成交通知书、采购合同进行核对、验收，并提供书面验收报告。医院出具的验收合格报告是申请支付采购项目资金的必备文件。采购单位出具验收报告时，验收工作组人员须分别签字并加盖采购单位公章；代理机构人员参加验收的，应在验收报告上签署意见，并加盖代理机构公章；其他相关人员参加验收的，也应在验收报告上签署意见，并加盖行业主管部门公章。

（7）及时完成验收报告及资料备案。采购人应在出具验收报告后三个工作日内，将验收报告副本和相关资料报政府采购监管部门备案。

（8）加强采购验收的财务监督。医院应当按规定做好采购项目的验收工作，加强采购货物、工程、服务的财务监督，依据发票原件做好资产登记和会计账务核算，确保医院资产安全完整，防止流失。对于无中标通知书、无供货合同、供应商产品质量有问题、服务不到位、验收手续不全的，一律不予支付货款；对于故意推迟项目验收时间的，与供应商串通或要求供应商通过减少货物数量或降低服务标准的，在履行合同中采取更改配置、调换物品等手段的，要求供应商出具虚假发票或任意更改销售发票的，牟取不正当利益的，采购主管部门应当依法追究其相关法律责任。

（八）采购结算支付

1. 采购结算支付的控制目标

（1）确保采购支付结算符合财政资金支付有关规定，提高采购事项的真实性、合理性、合法性，防止欺诈和舞弊行为。

（2）确保采购付款申请手续齐全，并经过相应的资金支付审核和授权批准程序。

2. 采购结算支付的主要风险

付款审核不严格、付款方式不恰当、付款金额控制不严，可能导致医院资金损失或信用受损。

3. 采购结算支付的关键控制措施

（1）严格办理采购支付申请手续。货物或服务验收完毕或工程项目竣工决算完毕后，采购部门可向财务部门申请办理采购资金支付。支付申请时，采购部门依据采购合同、验收报告、竣工决算报告等文件，按照资金支付的相关规定，填写相关表格，办理采购资金支付申请手续。医院财务部门向财政部门办理资金支付申请时，应提供以下文件：政府采购资金拨付申请表、发票、中标通知书复印件、合同和验收报告。

（2）严格履行财务支付审核程序。医院应当切实加强对采购的财务管理，规范与供应商的支付结算程序，严格审查采购合同、验收报告、发票等采购文件的真实性、合法性和有效性，判断采购款项是否满足支付条件。其中，出具的验收合格报告应当作为申请支付采购项目资金的必备文件。

（3）严格执行财政资金支付相关规定。采购单位应当按照采购合同，及时向中标、成交供应商支付采购资金。政府采购项目资金支付程序，应当按照国家有关财政资金支付管理的规定执行。采购资金属于财政预算安排的资金，应当按照国库集中支付制度的有关规定执行。

（4）合理选择付款结算方式。医院根据国家有关支付结算的相关规定和采购项目的实际情况，合理选择付款方式，并严格遵循合同规定，防范付款方式不当带来的法律风险，保证资金安全。

特别提示：自2015年开始，国务院办公厅及卫健委提出要改进医院药款结算管理，明确规定：医院从药品交货验收合格到付款的时间不得超过三十天。鼓励医院公开招标选择开户银行，通过互惠互利、集中开设银行账户，由银行提供相应药品周转金服务，加快医院付款时间，降低企业融资成本和药品生产流通成本，纠正和防止医院以承兑汇票等形式变相拖延付款时间的现象和行为。

（九）采购会计控制

1. 采购会计的控制目标

确保采购业务会计核算数据的真实性、完整性和准确性。

2. 采购会计的主要风险

缺乏有效的采购会计系统控制，未能全面真实地记录和反映单位采购各环节的资金流和实物流情况，相关会计记录与相关采购记录、仓储记录不一致，可能导致不能如实反映采购物资和资金受损情况。

3. 采购会计的关键控制措施

（1）明确会计系统控制要求。医院应当加强对购买、验收、付款业务的会计系统控制，详细记录供应商、采购申请、采购合同、采购通知、验收证明、入库凭证、退货情况、商业票据、款项支付等情况，做好采购业务各环节的记录，确保会计记录、采购记录与仓储记录核对一致。

采购活动记录至少应当包括下列内容：①采购项目类别、名称。②采购项目预算、资金构成和合同价格。③采购方式，采用公开招标以外的采购方式的，应当载明原因。④邀请和选择供应商的条件及原因。⑤评标标准及确定中标人的原因。⑥废标的原因。⑦采用招标以外采购方式的相应记载。

（2）政府采购和自行采购项目每项采购活动的采购文件应当妥善保存，不得伪造、变造、隐匿或者销毁。采购文件的保存期限为从采购结束之日起至少保存五年。

采购文件包括采购活动记录、采购预算、招标文件、投标文件、评标标准、评估报告、定标文件、合同文本、验收证明、质疑答复、投诉处理决定及其他有关文件、资料。

第二节　科研经费内部控制设计

医院科研经费是指医院科研人员获得的，由政府、企事业单位或其他组织提供的，用以完成合同所规定的科研项目的经费，是保证科研项目顺利开展的重要资源。简单地说，科研经费是指有既定支出目标、特定项目和用途的专款专用资金。

科研经费是保证医院科学研究工作顺利进行的基础条件，不但直接影响着医院科研发展的顺畅和医疗水平的高低，而且直接关系到医院的整体发展。近年来，国家不断加大对科技的投入，各医院科研团队建设、科学研究领域和科研经费规模等均发生了巨大变化。同时，随着各医院规模的不断扩大和医改的不断深入，科研实力已成为医院立足和发展的重要因素，是衡量医院核心竞争力的重要方面。如何加强科研经费管理，保证科研资金的安全、高效使用，使之产生最大的经济和社会效益，成为急需解决的问题。

一、科研经费业务流程与控制设计

按照科研经费流转过程，医院科研经费的业务流程可以划分为项目立项、预算管理、经费支出、结题验收、评价考核五个阶段，主要涉及项目立项申请、项目立项审批、项目预算编制、项目预算审核和批复、项目经费预领、项目经费报销、成本核算、课题验收、经费决算、结转结余、项目后评价、结题审计、评价考核等具体环节。

二、科研经费控制的主要内容

根据医院科研经费基本业务流程，结合科研经费管理相关法律法规，医院科研经费管理控制主要包括经费管理体系控制、项目立项申请及审批控制、预算管理控制、经费支出控制、结题验收控制和评价考核控制六个方面。

（一）科研经费管理体系控制

1. 科研经费管理体系的控制目标

（1）建立符合医院实际及相关政策法规，且具有可操作性的科研经费管理制度和流程，确保医院科研经费使用和管理有章可循。

（2）建立合理科学、分工明确、有效协调的科研经费管理组织体系，明确授权审批权限和岗位职责，确保医院科研经费管理的组织领导和工作协调机制落实到位，科研经费使用和管理规范高效。

2. 科研经费管理体系的主要风险

（1）科研经费管理制度缺失或不健全、不明确，导致医院科研经费管理工作无据可依，管理混乱，甚至可能引发舞弊现象。

（2）科研经费管理岗位不完善、设置不合理、职责不清晰，科研管理部门、财会部门、内部审计部门、项目组等部门职责分工不清晰、协调沟通不及时等，导致科研经费管理相互脱节，效率低下。

（3）科研经费管理制度没有随着内外部科研环境的发展和变化及时进行更新，导致科研管理政策存在滞后性，制约医院科研工作的发展，严重时可能发生违规行为。

3. 科研经费管理体系的关键控制措施

（1）积极建立完善医院科研经费管理制度。

医院应充分研究和掌握国家科研经费管理规定及财经法规的规定，并结合医院实际情况，建立健全科研经费预算管理、科研经费使用、科研队伍建设、科研项目结题管理、科研经费全成本核算、科研项目后评价、科研项目审计、科研项目绩效考核等管理办法，确保科研经费管理的系统化、规范化。

对于不同类别科研经费的管理，医院侧重点应有所区别。如对纵向科研经费的管理应注重国家政策性和规范性要求，严格执行国家及相关部门的法律法规及规章制度；对横向科研经费的管理则应立足于推动医院参与市场竞争，使其最大限度地发挥促进医院创收能力的效能，可以在政策允许的范围内，在经费开支范围、开支标准和审批权限方面给项目负责人以较大的自主权。

此外，医院科研经费管理制度必须随国家相关财经法规的更新、医院内部发展环境的变化及时进行修订和调整，以满足医院发展的需要。同时，医院科研管理部门、财会部门还应当做好科研经费管理相关制度、政策的宣传、指导和培训工作，提高各级科研领导和科研人员合理、合法使用和管理经费的意识。

（2）建立健全医院科研经费管理组织体系。

建立以医院领导班子领导下的院级科研管理领导小组为决策主体，科研管理部门为组织主体，财务部门为核算和控制主体，审计部门为监督评价主体的科研经费管理组织体系，全面协调管理医院科研工作，其中：

院级科研管理领导小组的主要职责是审议科研项目的立项申请和科研项目预算。领导小组具体可由医院分管科研工作的副院长担任委员会的主任，各科室主任担任委员。委员会办公室设在科研管理部。

科研管理部门负责科研项目管理和科研经费审核，包括科研经费从立项至结题全过程的审核和监控、经费分配比例和开支标准的制定以及立项经费的转入、转出和支出调控等；财务部门按照医院财务制度和会计制度对经费收支情况进行客观的会计核算和按照国家财经纪律进行有效的监督；审计部门负责对科研经费使用和管理进行定期和不定期审计监督。

科研经费的使用和管理应实行项目负责人负责制。科研项目负责人应当遵守国家及医院财务和科研经费管理相关制度，按规定编制科研项目经费预算和决算，并按预算和财务规定严格使用科研经费，厉行节约，专款专用。

科研部门、财务部门和项目负责人应当各负其责，密切配合，协同工作，做好科研经费的全过程管理。

（3）合理设置科研经费管理岗位和职责。

除科研管理部门外，财务部门应当设立专门的科研经费管理岗位，负责科研经费的报销记账工作，对科研经费支出是否符合预算范围、开支标准和开支范围是否合规、审批程序是否规范，支出报销是否符合合同约定，票据、清单是否符合财务管理规定等进行审核。同时，科研财务人员还应定期收集、整理各科研项目开支数据，并及时与科研管理部门和项目负责人对账和沟通，发现问题及时处理。

各业务部门作为科研项目承担者，应当以部门为单位成立专门的科研秘书，负责督促项目执行进度和经费单据审核等工作，为科研项目负责人提供专职服务，节约科研人员时间和精力，提高科研项目管理效率。

（二）项目立项控制

1. 项目立项的控制目标

完善医院科研项目立项管理规定和工作程序，严格科研项目可行性研究和评审机制，确保科研项目选择恰当、先进、科学、可行，强化科研经费事前控制。

2. 项目立项的主要风险

医院科研项目立项管理不严谨，未经过科学、审慎的可行性分析，或可行性研究不充分、不细致，导致项目立项后却发现选题不适当、设计有问题，难以顺利结题，只能半途而废，造成科研经费的浪费。

3. 项目立项的关键控制措施

（1）完善科研项目立项申请、审批等流程。明确科研项目立项管理要求，确保相关岗位职责明确，不相同职责有效分离。项目申报人应根据规定的选题来源和科研主要范围，提出科研课题并填报项目立项申请书，按规定进行详细周密的可行性研究并形成书面报告，报院级科研项目管理领导小组和院级领导班子审议通过后方可立项。若是纵向科研项目，还应根据相关规定报上级主管部门、科技部、财政部审批通过方可立项。

（2）强化对科研项目的评审。科研项目评审时应重点关注项目研究的迫切性与重要性，是否符合国家及医院发展规划；技术的先进性、适应性和可靠性；项目实施存在的风险因素及相应对策；项目成功的概率及项目预期带来的经济效益和社会效益等，确保科研项目立项决策正确。

（三）预算管理控制

1. 预算管理控制的目标

（1）理解和掌握科研经费预算编制要求，确保医院科研经费预算编制符合国家法律法规，做到程序规范、方法科学、内容完整、项目细化、数据准确。

（2）根据科研项目预期目标和实际需要编制经费预算，确保预算编制依据充分，预算编制科学准确。

（3）确保科研经费编制过程中科研人员、科研管理部门和财务部门之间沟通协调充分，预算编制规范细致，与实际工作有效匹配。

2. 预算管理的主要风险

科研项目经费预算编制不科学、不准确、不规范、不细致，导致预算编制与经费使用脱节，实际执行中出现经费不足、不合理的开支、不符合实际的支出等现象。具体表现在以下方面：

（1）科研人员预算管理意识不足，不重视科研项目经费预算编制工作，预算编制存在较大的随意性和"凑数"现象。

（2）科研人员不熟悉国家财税政策、财务制度和财务核算要求，编制经费预算时盲目添加支出条目，缺乏科学依据。

（3）经费预算编制缺乏充足的信息支撑，测算和评估方法选用不当，可能导致预算缺乏科学性、合理性和可行性。

（4）预算编制程序不规范，横向、纵向信息沟通不畅，相互衔接配合不够，特别是财务部门未能及时参与科研项目经费预算编制工作。

（5）预算编制过于粗糙，预算项目不够明细，可能导致预算约束力不够。

3. 预算管理的关键控制措施

（1）加强制度宣传，提高科研人员预算控制意识。①应当及时向科研人员推送科研经费管理的相关制度与要求，便于其及时了解和学习；②财会部门和科研管理部门应当定期或不定期对科研人员进行培训，除科研管理相关法律法规外，还应当加强科研人员对预算法、财经法律、法规的认识和理解；③定期组织各业务部门专职科研秘书开展专题会议，宣传培训科研相关知识和要求，便于其及时向内部进行传达。

（2）经费预算编制应由科研管理部门、项目承担部门、财会部门共同编制。在科研项目立项阶段，项目负责人编制科研项目预算时，科研管理部门和财会部门应及时参与进来，协助项目负责人一起编制预算。科研管理部门和财会部门应当根据国家相关政策法规，从管理和核算的角度为项目预算提出指导意见，确保科研经费预算既适应研究工作的需要，又符合财务核算的要求。科研经费专职财务人员应充分了解科研项目情况，积极配合项目组测算项目各环节应当使用的经费数额，根据单位制度规定、国家经费开支范围和比例要求，科学合理地编制项目预算中直接费用和间接费用项下的各类支出额度。

（3）经费预算编制应当科学合理。项目负责人应当根据科研经费管理相关政策法规，结合拟开展项目的性质、研究目标、研究任务、研究周期、关键技术和项目实施的实际需要，按照目标相关性、政策相符性和经济合理性原则，科学、合理、真实地编制项目经费预算，准确、全面核算项目实施成本，并经过充分的市场调研和询价，进行合理性分析与科学论证，提高预算编制的科学性、规范性和可行性，防止经费使用管理失控。

（4）经费预算编制应当深入细致。编制科研经费预算时，项目负责人应当深入细致地编制科研项目所需的直接费用和间接费用，详细说明每个预算科目明细与科研项目的相关性，列出材料、设备、测试化验加工、燃料动力等的报价单，以及差旅、劳务、会议、专家咨询、国际出访等的详细明细，确保编制的科研经费预算具体可行。

（5）规范科研经费预算调整流程。医院科研经费预算一经批复，必须严格按预算规定的开支范围执行。确需调整时，应按项目主管部门或委托方的规定程序办理，如主管部门无相关规定，按照医院经费调整流程办理。

（四）经费支出控制

1. 经费支出控制的目标

规范科研经费使用流程和审批权限，确保科研经费支出严格按照国家和医院科研经费管理制度规定和预算规划执行，提高科研经费使用效率。

2. 经费支出的主要风险

（1）科研经费支出脱离了预算的控制，导致无计划、无节制的资金支出，致使科研经费浪费。

（2）经费使用未严格遵守经费使用流程和审批权限，存在超越授权审批或违规领用经费。

（3）科研经费支出弄虚作假，存在虚假发票、虚构业务事项、虚假签名等现象。

（4）经费使用和报销不规范，存在相关手续、票据缺失或不等现象。

（5）科研经费核算过于笼统，缺乏成本核算管理意识，影响科研项目经济效益。

（6）经费管理部门缺乏沟通协作，未及时发现经费开支中存在的问题，影响项目结题验收和经费使用效率。

（7）未根据科研项目实际需求，购买大规模不合理的资产，或资产的购置没有用于课题研究或没有按照规定用途使用。

3. 经费支出的关键控制措施

（1）规范科研经费管理办法和流程。科研经费领用和报销应当经过严格的审批程序。领用经费时，首先由使用人填写申请单，科研管理部门负责人对科研项目经费支出的合理性和合规性进行审核，财会部门对科研项目经费支出的来源和范围进行审核，按照规定权限经项目负责人或分管领导签批后执行。经费报销时，财会部门应对票据的真实性、完整性进行审核，按规定经项目负责人或分管领导签批后入账。费用签批要设置科学合理的审批权限，在预算内开支的经费，一定限额内的可由项目负责人签批，超过限额的必须由分管领导签批，严禁无权审批、超权审批和违规审批。

医院应当严格执行国家有关科研资金支出的管理制度，会议费、差旅费、小额材料费和测试化验加工费等，应当按规定实行"公务卡"结算；设备费、大宗材料费和测试化验加工费、劳务费、专家咨询费等，原则上应当通过银行转账方式结算。

科研经费转账付款业务必须经由医院财会部门办理，同时需提供相关合同、有效发票等资料。

（2）严格执行经核准的科研经费预算。科研经费下达后，应当严格按照预算规划执行，确保专款专用。

第一，医院应当严格各项支出，明确区分不同项目的不同经费支出，严格按照核准的预算科目及经费预算执行，严禁预算项目之间混用与挪用。

第二，项目负责人应当严格按照国家及医院规定的经费开支范围和标准办理支出，不得擅自调整外拨资金，不得利用虚假票据套取资金，不得通过编造虚假劳务合同、虚构人员名单等方式虚报冒领劳务费和专家咨询费，不得通过虚构测试化验内容、提高测试化验支出标准等方式违规开支测试化验加工费。严禁使用项目资金支付各种罚款、捐款、赞助、投资等，严禁以任何方式变相谋取私利。

第三，财会部门应当定期整理和分析科研经费支出财务数据，统计分析各项目预算执行率，及时将科研经费支出信息反馈给项目负责人、科研管理部门和其他相关管理部门，使各方充分掌握科研经费使用情况，增强科研经费预算的约束力，保证科研经费的合理使用。科研管理部门应当针对预算偏差提出合理的调整方案，确需调整的科研项目应按规定报委托部门审批。对经费使用过程中出现的问题，应及时组织项目负责人和财务部门沟通协商。

（3）细化科研经费核算，实现科研经费精细化管理。医院财会部门应当根据国家和主管部门科研经费制度的要求科学合理设置会计科目，按收入来源、支出内容不同设置总账和明细账，设立独立账号专人负责核算，专款专用。医院应当尽可能细化科研经费财务核算，可按照科研经费的筹措来源和支出去向在账务处理过程中进行分类核算，在科研经费收支核算的基础上设置辅助账套，严格按照科研经费支出功能分类的要求，对每项课题的每笔开支进行分类。通过设置科研项目支出明细科目，按个人、项目和部门进行辅助会计核算，可以清楚了解科研经费的收入、支出的前因后果、进展情况及责任部门和责任人等信息，便于相关人员对科研经费支出结构和使用的合理性进行分析研究，实现科研经费精细化管理。

（4）加强内部沟通协调机制，提高经费使用的合法性。在科研经费管理过程中，医院财会、科研管理、项目负责人、器材管理等部门之间应当加强内部沟通，各尽其责，分工协作，实现科研经费支出的事前、事中和事后的全过程控制，防止随意调整追加预算、超预算、扩大预算范围等违规使用经费行为的发生。

（5）加强科研物资采购管理。科研物资的采购应由医院归口管理部门按照国家政策统一集中招标采购，购置前应进行必要的可行性研究，防止科研设备及其他物资的重复购置和浪费。采购归口管理部门应对科研物资采购的送货单、实物和发票认真审核，核对无误后转交项目组使用。财会部门应专门设置科研用固定资产明细账，所用科研经费购买的财产物资均须到归口管理部门办理出入库手续，各项目所购设备应当建立固定资产卡片。项目组应设一名技术人员专门负责物资管理，减少科研人员采购物资的负担，提高科研物资的使用效率。

（6）建立完善的科研经费信息系统，提高科研经费管理效率，医院应当利用信息系统规范科研项目管理流程，动态监控科研经费支出和预算执行情况，及时发现问题并调整预算偏差，确保科研项目顺利进行，提高科研经费的管理效率。

（五）结题验收控制

1.结题验收控制的目标

规范科研项目结题验收管理，确保医院科研项目按期、按规进行结题验收和结账处理，防止科研经费长期沉淀、科研资产浪费，提高科研经费使用效率。

2.结题验收的主要风险

（1）科研项目未按规定及时办理结题验收手续，或存在结题不结账、项目结余经费长期挂账现象，致使科研经费沉淀现象严重。

（2）科研项目未按规定及时编报经费年度专项决算和项目结题决算，或者决算编制不合理，影响科研经费的使用效率和医院会计报表信息的准确性。

（3）项目结题后，未及时做好科研物资的清理、移交、保管等手续，造成资产流失和浪费。

（4）忽视科研成果的价值管理，导致科研项目不能产生预期的经济效益和社会效益，甚至发生科研成果被侵害现象。

3.结题验收的关键控制措施

（1）严格科研项目结题验收管理。科研项目结束后，项目负责人应按照国家或医院相应管理办法及时进行结题验收，验收通过后由科研管理部门确认后才能办理结题手续。

（2）加强科研项目结账管理控制。科研项目承担单位应当按照规定编制项目经费年度专项决算并按规定及时报送主管部门或委托单位。项目经费下达之日起至年度终了不满三个月的，当年可以不编报年度专项决算，其经费使用情况在下一年度的年度专项决算中反映。科研项目结题验收完毕后，项目负责人应及时提交结题相关材料给财会部门办理结账手续，并会同科研、财务、资产等管理部门及时清理账目与资产，如实编制项目资金决算，不得随意调账变动支出、随意修改记账凭证。有多个单位共同承担一个项目的，依托单位的项目负责人和合作研究单位的参与者应当分别编报项目资金决算，经所在单位科研、财务管理部门审核并签署意见后，由依托单位项目负责人汇总编制。依托单位应当组织其科研、财务管理部门审核项目资金决算，并签署意见后报委托单位。对于实行成本补偿方式资助的项目，依托单位应当在委托第三方对项目资金决算进行审计认证后，提出财务验收申请，委托单位负责组织专家对项目进行财务验收。对于结题一定时间后却又不办理结账手续且没有正当理由的，财会部门有理由按照规定进行结账，杜绝"结题不结账"的情况。

（3）结账时应对已购买的科研设备以及剩余经费的使用进行明确的规定。在研项目的年度结存经费，应当结转下一年度按规定继续使用。项目因故终止，项目承担单位财务部门应当及时清理账目与资产，编制财务报告及资产清单，按程序报送主管部门或委托单位。主管部门或委托部门组织进行清查处理，剩余经费（含处理已购物资、材料及仪器、设备的变价收入）收回主管部门或委托单位，由主管部门或委托单位按照财政部关于结余资金管理的有关规定执行。对于国家自然科学基金资助项目，若项目通过结题验收并且依托单位信用评价好的，项目结余资金在两年内由依托单位统筹安排，专门用于基础研究的直接支出。若两年后结余资金仍有剩余的，应当按原渠道退回自然科学基金委。对于科研经费购置的财产物资，应当及时移交相关部门，以便其他项目继续使用或用于别处，从而达到资源共享，防止资产流失和浪费。

（4）加强科研项目成果的审核登记和管理。科研项目结题验收后，科研管理部门须对科研成果进行审核登记，可申请专利的应当及时申请专利，并提请财会部门纳入无形资产科目核算；不宜申请专利的应当采取措施保护，防止科研成果被侵害、私自转让，损害医院技术和知识产权。

（六）评价考核控制

1. 评价考核的控制目标

建立完善科研经费内部监督管理机制，对科研经费收入、支出使用情况进行全过程监控，促进医院科研经费管理能力持续提升。

2. 评价考核的主要风险

（1）医院科研经费内部监督机构职责不明确或缺乏沟通合作，未能有效履行监督职责。

（2）对科研经费管理缺乏考核评价机制，导致科研人员只重视项目申报和经费使用，不重视成本控制和成果输出，科研项目投入产出失衡。

（3）未建立科研经费专项审计制度，或审计过程过于简单，审计效果不明显，不能发挥内部监管的"最后防火墙"的作用。

3. 评价考核的关键控制措施

（1）完善科研经费内部监督组织机构及职责。医院应当明确科研管理部门、财务部门、内部审计部门及纪检监察部门在科研经费管理方面的监督职责，将监督机制贯穿到科研项目立项评审、预算编制、经费支出、结题验收、绩效考核、内部审计等各个环节，实现事前、事中、事后的全过程管控。具体来说，科研管理部门应该加强对科研项目的过程管理，及时了解项目执行情况及经费使用情况，协调解决存在的问题，确保完成科研目标。财会部门应当重点从经费支出的角度对科研项目进行监督控制，严格经费使用审批手续，按照财务制度规范核算，做到账目清楚、核算准确，确保资金的安全和合理使用。内部审计部门应当对科研项目经费的管理使用情况进行定期和不定期审计监督。纪检监察部门应当重点对科研项目管理中可能存在的违纪违规人员进行审查和处理。

（2）建立科研项目绩效考核机制。医院科研管理部门应当建立一套科学合理、符合医院实际的科研项目绩效考核体系，重点对科研项目的预算执行率、经费使用效率、经费结余率、成本效益比等财务指标，以及经费支出合法合规情况、科研成果与奖项获得情况、论文发表和专著出版的数量和质量等非财务指标进行考核评价，以此衡量科研经费的使用效率和效果。医院应当建立相应的奖惩激励机制，将绩效考核结果与科研项目经费配套比例和完成科研项目的奖励等挂钩。如对绩效分值低的科研项目可以适当减少下次经费配套比例、减少科研项目完成奖励金额直至为零；对绩效分值高的科研项目应当加大奖励力度，并对以后的科研项目申请经费配套比例给予政策倾斜，从而逐步形成良性的科研绩效评价机制，有效激发科研人员的工作热情。

（3）建立科研经费审计制度。医院内部审计部门应当定期和不定期地对科研项目进行专项审计，既可以是全覆盖式审计，也可以抽查若干重点项目进行审计。一般来说，对于在研科研项目，内部审计部门除了定期进行专项审计外，也可以进行突击检查，发现问题及时要求整改；对于进入结题验收的科研项目，内部审计部门应当及时进行决算审计。纵向科研经费须根据委托单位或主管部门的相关规定，由中介机构进行科研经费结题财务验收审计。医院应当将决算审计结论作为项目成果验收的重要依据，审计通过后方可进行结项。具体审计时，应当注重专款专用，重点审核项目负责人在经费使用上的预算执行率、合法合规等情况，尤其要重点关注设备和材料采购、劳务费、大额会议费和差旅费等重大、重要支出，发现问题及时报告医院领导和相关部门。对于科研经费预算执行过程中，不按规定管理和使用项目资金、不按时报送年度收支报告、不按时编报项目决算、不按规定进行会计核算，截留、挪用、侵占项目资金的科研人员和项目负责人，医院应当按照《预算法》《财政违法行为处罚处分条例》等法律法规处理。涉及犯罪的，移送司法机关处理。

（4）科研经费使用应当公开透明。医院应当建立科研经费信息公开机制，通过网络信息化方式，及时公开非涉密项目资金预算、预算调整、决算、项目组人员构成、设备购置、外拨资金、劳务费发放、结余资金和间接费用使用、决算审计报告等情况，接受社会监督，任何单位和个人可通过信息公开平台随时查询相关记录，发现科研项目资金在使用和管理过程中有违规行为的，有权检举或控告。

第三节　合同管理内部控制设计

合同管理是医院经济活动的重要组成部分，无论是采购业务，还是基建项目实施，合同双方均须签订合同，明确双方的权利和义务，规范和约束医院经济行为。加强合同管理，既是医院内部控制的重要手段，又是维护医院合法权益、防范相关法律和业务风险的重要方式，可以有效提高医院的内部管理水平。根据《内控规范》规定，医院应从合同订立、履行、登记及纠纷管理等方面，梳理与合同管理有关的风险点，并且建立相应的风险控制机制。

一、合同管理业务流程与控制设计

合同管理一般包括合同订立、合同履行两个阶段。合同订立阶段主要涉及合同策划、合同调查、合同谈判、合同文本拟定、合同审核、合同签署等环节；合同履行阶段主要涉及合同履行、合同补充或变更转让、合同解除、合同纠纷处理、合同结算、合同登记与保管、合同归档及合同履行评估等环节。医院应根据合同管理的一般流程，结合医院合同管理的实际情况梳理合同管理业务流程，规范医院合同管理过程。

合同业务流程涉及单位业务部门、财务部门、法律部门等部门。其中，业务部门负责合同起草、签订、履行过程中的业务风险管理，财务部门负责与资金支付审核相关的财务风险管理，法律部门负责合同权利义务条款相关的法律风险管理，合同管理本身就是合同风险控制的过程，通过找出合同订立、履行、变更、解除等各个环节的风险点并加以控制，规避风险的发生，达到预期管理目标。

二、合同管理控制的主要内容

根据合同管理各业务阶段的内容，医院合同管理内部控制的主要内容包括合同管理组织控制、合同订立环节控制、合同履行环节控制、合同归档评估控制。

（一）合同管理组织机制

合同管理组织控制是指医院通过建立健全合同管理制度和业务流程，对合同实施统一归口管理，合理设置合同管理岗位，明确合同管理职责分工，落实合同管理责任，确保医院合同管理组织体系健全、运行机制完善。

1. 合同管理组织控制的目标

（1）建立完善的合同管理组织体系，明确医院合同归口管理部门，设置合同管理岗位，对医院的合同事务实行审核把关、统一管理，确保签订合同的格式、内容合法合规，符合医院利益。

（2）建立规范的合同管理制度和业务流程，明确合同订立的授权审批程序，确保医院对外签订合同经过合法授权，不签订超出有关规定范围的合同。

（3）建立合同管理各部门之间的沟通协调机制，确保医院业务部门、财会部门与合同归口管理部门之间进行有效的沟通协调，实现合同管理与预算管理、收支管理相结合。

2. 合同管理组织的主要风险

合同管理制度和流程不健全，合同管理工作职责分工不明确，合同管理组织领导与协调机制不完善，可能造成多部门共同管理的边际盲区，影响公共服务的效率和效果。

3. 合同管理组织的关键控制措施

（1）建立合同管理制度和业务流程控制。医院应实行合同管理分级授权制度，明确上级单位、医院决策机关、业务部门、合同归口部门的合同管理权限，通过层层授权，确保医院各部门在权限范围内审批或签署合同，严禁未经授权擅自以单位名义对外签订合同，严禁违规签订担保、投资和借贷合同。

同时，医院应全面梳理合同管理各个环节业务流程，针对各风险领域查找、界定关键控制点，明确合同管理在合同调查、谈判、审核、签署、履行、结算等各环节的控制要求，并设置相应的记录或凭证，如实记载各环节业务的开展情况，确保合同管理业务全过程得到有效控制。

（2）建立合同归口管理机制，明确合同归口管理部门，合理设置合同管理岗位，明确合同管理职责分工，健全合同管理沟通协调机制。医院可指定办公室或纪检部门作为合同归口管理部门，对合同实施统一归口管理，具体负责明确合同拟定、审批、执行等环节的程序和要求；参与重大合同的起草、谈判、审查和签订；参与组织合同纠纷的调解、仲裁、诉讼活动；管理合同印章；管理与合同有关的法人授权委托书；定期检查和评价合同管理中的薄弱环节，采取相应的控制措施，促进合同有效履行。

在合同管理岗位设置方面，医院应建立合同管理岗位责任制，在岗位授权范围内进行合同洽谈、拟定合同文本并落实合同的履行，确保合同签署目的的实现。在合同管理不相容岗位分离方面，应确保合同拟定与审核、合同审核与审批、合同审批与执行、合同执行与监督评估等不相容职务的相互分离、相互制约和相互监督。

在合同管理职责分工方面，医院应明确界定业务部门、合同归口管理部门、财务部门在合同管理中的职责分工，并确保各部门之间进行有效的沟通。医院业务部门作为合同承办部门负责职责范围内承办相关合同，财务部门侧重于履行对合同的财务监督职责，包括审查合同价格条款、结算期限和方式的合理性，按照合同规定及时结算，监控资金的收入或支出。

此外，医院应加强合同管理相关人员的专业技能和素质水平，明确合同管理考核和责任追究机制，对合同订立、履行过程中出现的违法违规行为，给医院造成损失或信誉损害的行为，应当追究有关机构人员的责任。

（二）合同订立控制

合同订立环节控制是指医院通过开展合同策划与调查，规范合同谈判过程，明确合同文本拟定和审核要求，在权限范围内签署合同文本，对合同订立情况进行登记备案，确保医院合同订立过程规范有序。

1. 合同订立的控制目标

（1）对合同对方主体资格进行充分调查，确保对方具有履约资格和能力，减少合同违约风险。

（2）确保合同内容的规范性，合同相关法定要素齐全，文字表述准确，违约责任等关键条款明确，签章填写规范。

（3）规范合同审签权限，确保合同签订程序规范，合同登记备案手续完善，快速查询合同签订情况。

2. 合同订立的主要风险

（1）违规签订担保、借贷和投资合同，或者将需要招标或领导审批的重大经济合同分拆成金额较小的合同，可能导致合同签订违法违规。

（2）合同调查中忽视被调查对象的主体资格审查，将不具有相应民事权利能力和民事行为能力或不具备特定资质的主体确定为准合同对象，或者与不具备代理权或超越代理的主体签订合同，导致合同无效，或引发潜在风险。

（3）合同谈判中忽略合同重大问题或在重大问题上作出不当让步，谈判经验不足，缺乏技术、法律和财务知识支撑，导致单位利益受损。

（4）合同内容和条款不完整、表述不严谨或存在重大疏漏和欺诈，导致单位合法利益受损。

（5）合同审核人员因专业素质或工作态度原因未能发现合同文本中的不当内容和条款；审核人员虽然通过审核发现问题但未提出恰当的修订意见；合同起草人员没有根据审核人员的改进意见修改合同，导致合同中的不当内容和条款未被纠正。

（6）超越权限签订合同，合同印章管理不当，签署后的合同被篡改，因手续不全导致合同无效等，都可能给医院造成损失。

3. 合同订立的关键控制措施

（1）建立合同策划与调查控制机制，确保单位充分了解合同对方的主体资格、信用状况和履约能力。

第一，合同策划是合同控制的起点，医院应明确合同签订的业务和事项范围，凡是应当签订合同的业务和事项均应签订书面合同；不得将需要招标管理或需要高级别领导审批的重大经济合同拆分成金额较小的若干不重要的经济合同；严格审核合同策划目标是否与医院职责、使命和战略目标一致；加强计划管理，防止因签订合同导致超计划投资、超成本支出。

第二，医院应组建合同调查工作组，选择专业素质高和责任心强的工作人员担任，详细审查合同签约对方的主体资格、履约能力和资信情况，主要包括：①审查被调查对象的身份证件、法人登记证书、资质证明、授权委托书等证明原件，必要时可向发证机关查询证书的真实性和合法性，关注授权代理人的行为是否在其被授权范围内，在充分收集相关证据的基础上评价主体资格是否恰当。②获取调查对象经审计的财务报告、以往交易记录等财务和非财务信息，分析其获利能力、营运能力，评估其财务风险和信用状况，并在合同履行过程中持续关注其资信变化，建立和及时更新合同对方的商业信用档案。③对被调查对象进行现场调查，实地了解和全面评估其生产能力、技术水平、产品类别和质量等生产经营情况，分析其合同履约能力。④与被调查对象的主要供应商、客户、开户银行、主管税务机关和工商管理部门等沟通，了解其生产经营、商业信誉、履约能力等情况。

（2）建立合同谈判控制机制，确保在自愿公平的原则下磋商合同内容和条款。医院应根据市场实际情况选择适宜的洽谈方式，并通过组建素质结构合理的谈判团队开展谈判，记录谈判过程并重点做好以下方面的控制活动：①收集谈判对手资料，充分熟悉谈判对手情况，做到知己知彼；研究国家相关法律法规、行业监管、产业政策、同类产品或服务价格等与谈判内容相关的信息，正确制定本单位谈判策略。②关注合同核心内容、条款和关键细节，具体包括合同标的数量、质量或技术标准，合同价格的确定方式与支付方式，履约期限和方式，违约责任和争议的解决方法、合同变更或解除条件等。③对于影响重大、涉及较高专业技术或法律关系复杂的合同，组织法律、技术、财会等专业人员参与谈判，充分发挥团队智慧，及时总结谈判过程中的得失，研究确定下一步谈判策略。④必要时可聘请外部专家参与相关工作，并且要充分了解外部专家的专业资质、胜任能力和职业道德情况。⑤加强保密工作，严格责任追究制度。⑥对谈判过程中的重要事项和参与谈判人员的主要意见予以记录并妥善保存，作为避免合同舞弊的重要手段和责任追究的依据。

（3）建立合同文本拟定和审核控制机制，确保合同文本的形式和内容规范合理。

第一，医院在对外发生经济活动时需要拟定正式的书面合同。一般由业务承办部门起草、归口管理部门审核，重大合同或法律关系复杂的特殊合同应由归口管理部门参与起草，保证合同内容和条款完整准确；由签约对方起草的合同，医院应当认真审查，确保合同内容准确反映单位诉求和谈判达成的一致意见，特别留意"其他约定事项"等需要补充的栏目，如不存在其他约定事项，应注明"此项空白"或"无其他约定事项"，防止合同后续被篡改。国家或行业有合同示范文本的，可以优先选用，但对涉及权利义务关系的条款应当进行认真审查，并根据实际情况进行适当修改；合同文本须报经国家有关主管部门审查或备案的，应当履行相应程序。

第二，合同文本拟定完成后，医院应对合同文本进行严格审核。①审核人员应对合同文本的合法性、经济性、可行性和严密性进行重点审核，关注合同的主体、内容和形式是否合规，合同内容是否符合单位的经济利益，对方当事人是否具有履约能力，合同权利和义务、违约责任和争议解决条款是否明确等。②医院应当建立合同会审制度，对影响重大或法律关系复杂的合同文本，组织归口管理部门、财务部门、审计部门、纪检部门、业务主管部门进行审核，内部相关部门应当认真履行职责。③业务部门应慎重对待审核意见，认真分析研究，对审核意见准确无误地加以记录，必要时对合同条款作出修改并再次提交审核。医院可通过制定合同审签表格，规范合同审核程序，借助信息化手段实现合同的线上审核，提高合同审核工作效率。

（4）建立合同文本签署和登记控制机制，确保合同签署权限程序合理、登记备案手续完善。

第一，医院应合理划分各类合同的签署权限和程序，按照规定的权限和程序与对方当事人签署合同，严禁超越权限签署合同。对外正式订立的合同应当由医院法定代表人或由其授权的委托代理人签名或加盖有关印章；授权签署合同的，应当签署授权委托书。

第二，医院应明确合同印章的使用和保管要求。合同经编号、审批及单位法定代表人或由其授权的代理人签署后，方可加盖合同印章。印章保管人应在用印结束后立即收回印章并妥善保管，及时记录合同印章使用情况以备查，防止他人滥用。如果发生合同印章遗失或被盗现象，应立即报告并采取措施，如向公安机关报案、登报声明作废等，以最大限度消除可能带来的负面影响。

第三，医院应实行合同连续编号管理，按照统一编号对合同订立情况进行登记，建立合同管理台账。合同归口部门可借助信息化手段详细登记合同名称、合同主体、标的金额、签署日期、履行时间以及签署部门和责任人等信息。对于下属单位签订的合同文本或上级单位有相关要求的合同签署，应按照相关规定做好合同签订的备案手续，确保合同签订过程有据可查、合同查询方便快捷。

第四，医院应采取恰当措施，防止已签署的合同被篡改，如在合同各页码之间加盖骑缝章、使用防伪印记、使用不可编辑的电子文档格式等。按照国家有关法律、行政法规规定，需办理批准、登记等手续之后方可生效的合同，医院应当及时按规定办理相关手续。

（三）合同履行控制

合同履行环节控制是指医院通过监控合同履行情况，规范合同补充、转让和解除等合同变更程序，明确合同结算要求，妥善处理合同纠纷，详细登记合同履行和变更情况，确保医院合同履行过程管控严格。

1. 合同履行的控制目标

（1）对合同履行情况进行监控，合理解决合同履行中的各项纠纷，确保单位利益不受损失。

（2）根据需要对合同进行调整，确保合同补充、转让和解除等合同变更程序合法合规。

（3）按合同规定及时支付合同款项，确保合同款项支付规范有序，能有效保证业务的开展。

2. 合同履行的主要风险

（1）未按照合同条款规定履行合同，可能导致医院利益受到损失或遭受诉讼。

（2）合同未明确事项未及时签订补充协议，导致合同无法正常履行，给医院造成经济、声誉损失。

（3）合同纠纷处理不当，导致单位遭受外部处罚、诉讼失败，损害医院利益、信誉和形象等。

（4）未按合同规定期限、金额或方式付款，或者在未签订合同的情况下盲目付款，可能导致医院资金损失。

3. 合同履行的控制措施

（1）建立合同履行监控机制，确保合同履行过程得到有效的跟踪监控。医院应对合同履行情况实施有效监控，强化合同履行过程及效果的检查，分析和验收，确保按合同规定履行本单位义务，并敦促对方积极执行合同条款，保证合同有效履行。医院业务部门和经办人员应对其承办的合同，从订立、履行到终结的全过程进行跟踪监控，一旦发现因对方或单位自身原因导致可能无法按时履约的行为，应当及时提示风险并立即采取应对措施，将合同损失降到最低。

（2）建立合同变更控制机制，根据需要及时补充、转让，甚至解除合同。医院应结合自身实际情况建立合同履行监督审查制度，对合同履行中签订补充合同，或变更、解除合同等按照国家有关规定进行审查。

第一，对于合同没有约定或约定不明确的内容，通过双方协商一致对原有合同进行补充；无法达成补充协议的，按照国家相关法律法规、合同有关条款或者交易习惯确定。

第二，对于显失公平、条款有误或存在欺诈行为的合同，以及因政策调整、市场变化等客观因素已经或可能导致单位利益受损的合同，按规定程序及时报告，并且经双方协商一致，按照规定权限和程序办理合同变更或解除事宜；对方当事人提出转让、解除合同造成医院损失的，应向对方当事人书面提出索赔。

第三，医院应当明确合同终止的条件以及应当办理的相关手续，指定专人对合同终止手续进行复核。

（3）建立合同纠纷控制机制，确保合同纠纷得到及时有效的解决。在合同履行过程中发生纠纷的，医院应当依据国家相关法律法规，在规定时效内与对方当事人协商谈判，并按规定权限和程序向单位有关负责人报告。合同纠纷经协商一致的，双方应当签订书面协议；合同纠纷经协商无法解决的，经办人员应向单位有关负责人报告，并根据合同约定选择仲裁或诉讼方式解决。医院内部授权处理合同纠纷，应当签署授权委托书。纠纷处理过程中，未经授权批准，相关经办人员不得向对方当事人作出实质性答复或承诺。

（4）建立合同结算控制机制，确保按照合同履行情况及时进行价款结算和账务处理业务。医院财务部门应当在审核合同条款后办理价款结算和账务处理业务，按照合同规定付款，及时催收到期欠款。未按合同条款履约或应签订书面合同而未签订的，财务部门有权拒绝付款，并且及时向医院有关负责人报告。在财务系统与合同管理系统对接方面，应实现业务数据与财务数据的衔接。

同时，在合同履行过程中发生变更、纠纷以及价款结算的，合同管理部门应详细登记合同履行和变更情况，并且定期对合同履行情况进行统计分析，及时向医院有关负责人报告未履行完成的合同、发生变更的合同、存在纠纷的合同、产生损失的合同事项，督促单位业务部门有效履行各项合同。

（四）合同归档评估控制

合同归档评估控制是指医院通过登记合同订立、履行和变更情况，建立合同统计分析和分类管理机制，妥善保管合同文本，及时进行合同归档，定期开展合同管理评估工作，确保医院合同信息安全可靠、合同管理健全高效。

1. 合同归档评估控制的目标

（1）根据需要对合同进行科学分类，按照类别开展合同的登记、统计和分析工作，实现合同分级分类管理。

（2）妥善保管合同文本并及时对合同进行归档，确保合同保管安全可靠，合同信息不被泄露。

（3）定期开展合同管理检查评估，不断完善医院合同管理工作，确保合同约定一贯正确地运行。

2. 合同归档评估的主要风险

（1）未妥善保管合同文本，或者合同保管工作不到位，合同归档不及时甚至出现纰漏，可能导致合同丢失或者被盗。

（2）泄露合同订立与履行过程中涉及的国家秘密、工作秘密或商业秘密，可能导致医院利益甚至国家利益遭受损失。

（3）未建立合同管理后评估制度，或合同管理后评估程序不合理，可能导致合同管理水平长期得不到改善和提升。

3. 合同归档评估的关键控制措施

（1）建立合同保管与归档控制机制，确保合同信息的安全可靠。医院应在登记并统计合同订立、履行和变更情况的基础上，结合医院经济活动业务需要对合同文本进行科学分类和统一编号，按照类别和编号妥善保管合同文本，建立合同台账，确保合同保管安全可靠、查询快捷方便。合同履行完成后，合同管理人员应及时办理归档手续。

医院应加强合同信息安全保密工作，未经批准，任何人不得以任何形式泄露合同订立与履行过程中涉及的国家或商业秘密。同时，医院应明确合同文本保管职责，规范合同查询、流转和借阅程序等有关要求，实施合同管理责任追究制度，对合同保管情况实施定期和不定期检查。

（2）建立合同管理检查、评估的控制机制，确保合同管理中存在的问题得到整改落实。医院应当建立合同管理情况检查评估制度，至少于每年年末对合同管理的总体情况和重大合同履行的具体情况进行分析评估。对合同管理分析评估中发现的不足，医院应当及时加以改进。合同管理检查评估的内容主要包括：合同签订是否符合程序；合同审核意见是否得到合理采纳，不采纳的主要原因及其产生的后果；合同是否全面履行，重大合同未履行的主要原因分析和教训总结；合同履行中是否存在不足，应当采取何种改进措施；合同纠纷是否得到妥善处理；合同是否适当归档；合同管理工作中是否有成绩、创新，是否存在违法、违规行为；合同管理内部控制的设计和执行是否有效；是否存在提高合同管理效率和效果的建议等。

第七章 现代医院的文化建设与实施

第一节 现代医院文化建设的重要性分析

一、文化与医院文化概述

（一）文化的定义

从"文化"在英语和汉语中的词源变化来看，"文化"的含义是随着时代的变迁、社会进步而不断演变、不断丰富的。但是，要从学术视角定义"文化"，给出一个科学的文化定义，仅停留在对"文化"词源和词义上的考察是不够的，还需要根据现实社会的发展和有关研究的程度，在科学研究的层次上对"文化"下定义。

"文化"定义是文化研究中的基础问题和基本任务。那么，文化究竟是什么？通过查阅大量文献资料，我们发现关于文化的概念和定义多达几百种，呈现出对文化定义纷繁复杂的学术争论，其答案之多、争议之大，让我们难以精确地统计出究竟有多少种文化的概念。这里，我们只能列举部分中西方有代表性的文化概念。

1. 中西方学者对文化的定义

1790 年，德国古典哲学家创始人伊曼努尔·康德（Immanuel Kant）在《判断力批判》（下卷）中，从哲学高度提出了第一个明确的文化定义："在一个理性存在者里面，他能具有的达到任何他自己抉择的目的之能力的创造过程，因而也就是一个生存于自由之中的存在者之能力的创造过程，就称为文化。"因此，唯有那能够作为最终目的（我们从人类方面把它赋予自然界）的东西才是文化。在 1797 年的《宣告即将缔结的哲学上永久和平的条约》中，康德把文化当成人的本质规定，与动物的本能区别开来，并赋予文化以道德自由的意义。1798 年出版的《实用人类学》中，康德说道，人是他自己的终极目的和一切文化的真正目标。

1871 年，英国文化人类学家、古典进化论的主要代表人物爱德华·泰勒（Edward Tyler）在其代表作《原始文化》一书中，在学术史上首次给"文化"下了一个具有里程碑意义的学术定义"所谓文化或文明乃是包括知识、信仰、艺术、道德、法律、风俗以及作为社会成员的个人而获得的其他任何能力、习惯在内的一种综合体。"泰勒的文化定义包含了以下内涵：①文化不是自然存在的，而是人类在社会环境中创造的；②作为一种社会现象，文化和个别范畴的现象有所不同；③文化的概念并不是单一历史文化的描述，而是多种历史文化的抽象和总结；④文化是一种普遍的现象。西方真正意义上的文化研究是以泰勒的文化定义为标志的。

1908 年，中国现代文学开山巨匠鲁迅在他的《文化偏执狂》一文中认为，"文化"一词除了包含文明的智力方面的含义之外，还指一个民族生活方式的某些方面，如社会政治组织的形式和社会关系的类型等，可以看作一个分析性的范畴。

1949 年，中国著名国学大师梁漱溟在《中国文化要义》一书中对文化的定义是："文化，就是吾人生活所依靠的一切，意在指示人们，文化是极其实在的东西。文化之本义，应在经济、政治，乃至一切无所不包。"

1952 年，美国人类学家克罗伯（A. L. Kroeber）和克拉克洪（C. Kluckhohn）共著的《文化：关于概念和定义的探讨》一书中，共搜集了 1871—1951 年间的关于"文化"的 161 个定义。在这部著作里，他们把这 80 年间 161 个由人类学家、社会学家、精神病学家，以及其他学者的有关文化的定义整理起来，分析它们的侧重点，并依次细分为七大类型，分别为：描述性定义、历史性定义、规范性定义、心理性定义、结构性定义、遗传性定义和不完整性定义。他们在全面地研究了这些定义后，给文化下了一个定义："文化是由各种外显和内隐的行为模式构成的，这些行为模式是通过符号习得和传播的，它们构成了人类群体的独特成就，其中包括体现在人工制品方面的成就。文化的本质内核是由传统的（即历史衍生的和选择的）观点，尤其是其所附带的价值观构成的。文化体系一方面是行为的产物，另一方面是下一步行动的制约因素。"

1963 年，英国著名的文化理论家雷蒙德•威廉斯（Raymond Williams）在《文化与社会》一书中，梳理了"文化"一词在 18 世纪末和 19 世纪初的四种含义，并把文化定义为"一种整体生活方式"。1982 年，威廉斯在著作《文化社会学》中，给出了文化的第二个定义：文化是"一种实现了的表意系统"。这两种定义所关注和把握的都是人类的整体社会生活，只是前者是文化的社会学定义，后者是符号学定义，后者是对前者的补充而不是替代。威廉斯通过把文化定义为表意系统，从而拓展了研究视域和研究思路，彰显了文化生产、文化复制、文化构形、文化机制、文化组织等问题的重要性。

1973 年，俄罗斯学者 RH. 克尔特曼发现关于文化的定义多达 400 种。克尔特曼对文化的定义是："文化是社会的精神生活。它是由物质生活和社会关系的条件规定的，并给予它们反作用。"[1] 克尔特曼的文化定义包含了人类学、社会学和哲学的因素。

1998 年，加拿大学者夏弗（D. Paul Schafer）进一步扩展了文化定义的内涵，他按照

---

[1]　H. 克尔特曼，文化研究的方法论和对文化的唯心主义观点的批判 [J]. 苏联《近代史和现代史》杂志，1973，3：42.

不同学科区分了哲学（传统的）、艺术、教育学、心理学、历史学、人类学、社会学、生态学、生物学、宇宙学等10种并存的文化概念。其中，夏弗提出的宇宙学文化概念突破了传统的文化概念，将文化扩大到了物种范围，是一种基于总体视野的文化定义：文化是一个有机的、能动的总体。[①] 他关乎人们观察和解释世界、组织自身、指导行为、提升和丰富生活的种种方式，以及如何确立自己在世界中的位置。

2. 国内外权威辞书对文化的定义

德意志民主共和国《迈尔百科辞典》（1971年版）：文化最初指土地的开垦及植物的栽培；以后指对人的身体、精神，特别是艺术和道德能力和天赋的培养；亦指人类社会在征服自然和自我发展中所创造的物质和思想财富。

《大英百科全书》（1973—1974年版）：文化分为两类，一类是"一般性的定义"，"文化"等同于"总体的人类社会遗产"，一类是"多元的，相对的"定义，认为"文化是一种来源于历史的生活结构的体系，这种体系往往为集团的成员所共有。"它包括这一集团的"语言、传统、习惯和制度，包括有激励作用的思想、信仰和价值，以及它们在物质工具和制造工具中的体现。"

《苏联大百科全书》（1973年版）：文化是人在它的历史进程中创造与发展的全部物质价值和精神价值的总和。

西班牙《世界大百科全书》（1978年版）：文化就是在某一社会里，人们共有的由后天获得的各种观念、价值的有机的整体，也就是非先天遗传的人类精神财富的总和。

《法国大百科全书》（1981年版）：文化是一个社会群体的特有的文明现象的总和。文化是一个复合体，它包括知识、信仰、艺术、道德、法律、习俗，以及作为社会成员的人所具有的一切其他规范和习惯。

《中国大百科全书》（1993年版）：文化是人类在社会实践过程中所获得的能力和创造的成果。广义的文化总括人类物质生产和精神生产的能力、物质和精神的全部产品；狭义的文化指精神生产能力和精神产品，包括一切社会意识形态；有时又专指教育、科学、文学、艺术、卫生、体育等方面的知识和设施，以与世界观、政治思想、道德等社会意识相区别；文化中的积极成果作为人类进步和开化状态的标志，就是文明。

中国《辞海》（1998年版）：①从广义上说，文化是指人类社会历史实践过程中所创造的物质财富和精神财富的总和；从狭义上说，指社会意识形态，以及与之相适应的制度和组织机构。②泛指一切知识，包括语文知识。如"学文化"即指学习文字和求取一般知识。又如对个人而言的"文化水平"，指一个人的语文和知识程度。③中国古代封建王朝所施的文治与教化的总称。南齐王融的《曲水诗序》中有："设神理以景俗，敷文化以柔远。"

《现代汉语词典》（2002年第3版）：①人类社会历史发展过程中所创造的物质财富和

① 曾贵. 中西方比较视角下的文化本质探讨 [J]. 创新，2011，5（1）：116-120.

精神财富的总和，特指精神财富，如文学、艺术、教育、科学等。②考古学用语，指同一个历史时期的不依分布地点为转移的遗迹、遗物的综合体。③指运用文字的能力及一般知识。

综上可知，这些有关文化的界定，或许还有更多没有被罗列出来的定义，以各种形态存在着，没有一个精确的定义。文化的概念不是一成不变的，而是一个演进的、变化的、多样的和多角度的现象。

从语源学角度分析，文化概念在其进一步的词义演变中，中外学者对其的定义大体有两种思路，即"功能性"文化和"主体性"文化。从功能性视角来理解文化，其代表人物主要有泰勒、马林诺夫斯基、克鲁克洪等。其基本观点可以概括为：第一，强调文化是由作为社会成员的人获得并掌握的东西，因此它与本能的生物学遗传或先天性行动方式区别开来，是超有机存在的；第二，认为文化是个人适应其整个外部环境的工具，是表达其创造性的手段，因之它又具有超个人的社会性承前启后特征；第三，文化不是简单的、孤立的诸要素杂乱无章的堆砌物，而是具有结构的统一的总体，它显示出某种特殊的规律性，人们可以借助于科学的方法加以分析和把握；第四，文化是动态的、可变的。①

从主体性视角来理解文化，其基本观点可概况为：第一，确立了人的主体（"有理性的存在者"）地位，主体有其自由地抉择其目的之能力（理性）是文化的第一要素。文化不仅仅是人所创造的身外之物，更核心的一点是文化构成了人类的存在方式，因此文化更为根本的部分即能动的人自身；第二，文化是一种活动或过程，是人的主体（理性主体）以自然为对象的目的性的对象化社会过程；第三，强调符号在人一文化系统中的特殊作用，符号化的思维与符号化的行为是人类生活中最富有代表性的特征，而人类文化的全部发展都依赖这些条件；第四，文化与人的生存、人的价值实现紧密联系。

（二）文化的本质及功能

1. 文化的本质

文化本质与文化概念一样，都是学术界难以达成共识的研究范畴。前人对文化本质的探讨经历了由文化外延到文化内涵，再到文化内涵与外延的统一的这样一个过程。

从唯物史观的文化思想出发，文化的本质就是人的本质的生成，文化的这种人本规定性，是文化的最本质的规定性。20世纪60年代，苏联哲学界从"人学"的角度开始了对文化本质的探讨。80年代初，中国学术界沿着苏联学者的研究方向，以人为本，从人与文化的关系上，探讨了文化的本质。我国学者李权时1991年在《论文化本质》一文中指出"文化的本质是人的本质和本质力量的对象化，是社会实践的能力和产物，是人类活动的方式。"这个有关文化本质的观点在国内文化学界受到认可和一定程度的发展。这也是目前的一种主

---

① 邹广文. 文化、文化本质与文化变迁 [J]. 中共天津市委党校学报，2004（4）50-54.

流观点，即"文化即是人化，是人的本质力量的对象化"。

"文化即人化"的观点体现了三个特征：第一，文化生来就是与人类、人类社会密不可分的，它是人和人类社会特有的现象。第二，文化是人类实践的产物。人类在改造自然，构建人类社会的过程中，为自然界打上深刻的"人"的烙印，而这些经过人的改造的对象，就是文化的来源和最重要的要素。第三，文化是个过程。文化不是僵死的凝固不变的，它作为人类实践的产物，其发展是永无止境的。

2. 文化的功能

文化对个人、团体和社会起着不同的作用。对个体而言，文化起着塑造人格、实现社会化的作用；对团体而言，文化起着目标、规范、意见和行为整合的作用；对社会而言，文化起着整合和社会导向的作用，这种作用具体表现在以下几方面：

第一，导向作用。文化是推动社会发展的内驱力，不同时期的社会，拥有不同形态的社会文化。社会文化既有对当前社会的肯定、支持，同时也包含对现有文化的批判。当一种旧的制度或体制不再适应人类社会的发展，甚至成为社会进步的阻碍时，文化往往会发挥巨大的先导作用，从人们观念上的革新开始，继而促进新制度、新体制的建立，最终产生新的、能够适应社会发展的制度。例如，西方的启蒙运动、中国的"五四运动"等，都是以文化的变革作为社会变革的推动力。

第二，规范作用。文化对社会的作用不仅体现在社会变革这种非常态的推动方面，也体现在文化对社会常态的调节作用。例如，人们通过法律、道德、风俗习惯、社会规范等文化因素，规定了人们行为的界限，对人类行为进行规范。

第三，凝聚作用。文化的表现形式并不只是存留于精神价值层面，它可以依附于语言和其他文化载体，或者凝结在符号和其他物质上。例如器具、文学艺术、建筑等，都是文化的载体，这些载体上凝结着文化的因素。文化通过这些载体，使得文化得以熏陶、传承，并形成特定的社会文化环境。生活在特定区域的人们，受到文化的影响和熏陶，从而形成特定的价值观念和行为方式。这些共同的价值观和行为方式是文化的一个方面，它们就像胶水一样，把人类的力量凝聚起来，化作维系社会族群生存、繁衍、发展的巨大力量。

第四，调控作用。经济基础和上层建筑之间是相互辩证的关系，经济基础决定上层建筑，上层建筑对经济基础产生能动的反作用。对文化与经济而言，文化属于上层建筑，经济基础决定文化，但是文化反过来对经济发展产生反作用力。优秀的、先进的、独具特色的文化能够像催化剂一样，促进社会经济的发展。

（三）医院文化的渊源与概念

1. 医院文化渊源

（1）国外医院文化渊源。

组织文化和企业文化是医院文化的学科源头。现代医院文化的概念和研究方法借鉴于"企业文化"。20世纪80年代，美国学者在进行美国和日本两国企业管理比较研究中发现，文化因素在日本企业管理实践中起到了不可忽视的重要作用，因此提出"企业文化"这一概念。① 随着企业文化逐渐在全球企业界和管理学界内得到广泛认可和重视，美国学者率先从企业文化中抽离出了一种特殊场所的文化，提出"医院文化"的概念，随后"医院文化"便成为一种全新的医院管理思想，在全球得到广泛传播。

（2）国内医院文化渊源。

中华传统文化对我国传统医学产生了深刻的影响，尽管那时候并没有明确的医学场所——医院，但是传统中医文化已经初具雏形，渗透在从医者的行为举止中，形成了独特的文化体系。主要内容有：中医学"天人合一"说、阴阳五行说、整体观和辨证施治等具有朴素唯物主义和辩证思维色彩的思想；强调"医乃仁术"，推崇"大医精诚"，这些是祖国传统医学文化的精粹；注重医者的素质和技能，主张"德其人乃言，非其人勿传"，认为"术不精，病难愈"；推崇神农尝百草的实践精神，主张"知于古者验于今，知于人者验于己"；倡导"上工治未病，中工治已病"的预防思想；提倡医患之间平等相待，尊重爱护的"仁慈"之道；弘扬医德，主张以治病救人为己任，正所谓"悬壶济世"。这些传统医学文化中的精华正是现代医院文化不竭的精神源泉。

在新文化运动时期，西医传到中国。之后，随着西医医院和西医学校的创办、西医留学生自海外求学归来，国际友人对伤病员的救治等，打开了中国人几千年来靠传统医学治病救人的视野，为传统医学诊治思维和方法注入新的血液，提高了诊治水平。西医的理论体系和人道主义救治精神，是现代医院文化的另一个源头，深刻改变了中国传统医学文化体系，形成了一种独特于中医文化体系的系统，经过近百年的发展，这些先进文化的养分，已经渗透在中国医院文化体系的最深处，成为医院文化理论研究和医学实践的宝贵养分。

在医院文化的概念被正式提出来之前，中国的医院并不是没有医院文化的实践。改革开放前，我国医院文化建设处于自然发展状态，医院文化的相关工作主要都是由医院思想政治工作、医院政工建设等承担了。直到20世纪80年代，医院文化作为管理科学中的一个特殊概念在我国兴起。借鉴企业文化的概念，"医院文化"才正式成为一个特定的概念，

---

① 张德. 企业文化建设（2版）［M］. 北京：清华大学出版社，2009：3.

医院文化建设和管理的工作有了更加明确的界限，与医院思想政治工作、医院政工建设等明确区分开来。

2. 医院文化的概念

目前，有关医院文化的理论概念还没有非常统一的表述。国内学者从不同学说和视角来界定医院文化概念。例如：

曹荣桂等学者在《医院管理学：医院文化分册》一书中的定义是医院文化是指一定的社会和经济背景下，医院在长期医疗服务经营实践中渐渐形成和发展起来，独特的行业价值观、职业精神，并以此为基础产生的道德规范、行为准则、理想信念、传统观念、服务意识、服务理念、经营战略、品牌效应的综合体现。

郑雯等学者在其编著的《医院文化》中指出：医院文化就是医院作为一个特殊的社会组织，在一定的民族文化传统中逐步形成的，具有本院特色的基本信念、价值观念、道德规范、规章制度、生活方式、人文环境，以及与此相适应的思维方式和行为方式的总和。

李建农、蒋冬梅学者指出：广义的医院文化是一种大文化观念，是指医院存在方式的总和，可分为：医院的发展战略、医院的精神、医院的形象等；狭义的医院文化是指贯穿于医院工作的全部、医院发展的始终，侧重于精神内涵、思维方式、经营理念、精神面貌等方面的内涵表现；其核心是医院组织系统在长期的医疗活动过程中形成的，并为医院医护人员共同遵守的价值观念、基本信念和行为准则。[①]

可见，医院文化是在一定社会基础上，经过医院长期的医疗服务经营的实践活动，逐渐发展形成的具有医院自身特征的体系，医院文化涵盖了医院独有的组织结构模式、经营管理理念、全体员工应普遍认同的群体意识、共同遵循的价值观体系、普遍的思维模式、行为规范与准则、医院的风气与精神面貌、传统习俗以及全体职工对医院的忠诚感、归属感、责任感、荣誉感，等等。

（四）医院文化与企业文化的区别

医院文化是由组织文化和企业文化衍生而来的，尽管两者有很深的渊源，但是医院文化和企业文化存在根本性的差别。企业的目标是赢利，其本质属性是商业性、竞争性、营利性。而医院的本质属性是公益性，医院存在的价值和目的在于为人民的健康和生命服务，而不是追求利益的最大化。医院的人文精神是医院文化的根基，这也是医院文化区别于其他组织文化的根本性特点。因为医学是一门研究生命、服务生命的学科。医院文化是医院这个医学实践场所最本质的精神内核，不应随意随着医院内外部环境的变化而改变。正因为企业和医院两者的本质区别，医院文化和企业文化也存在根本性的不同。医院文化除了具有一般组织的特点以外，还具有鲜明的学科特征和行业特点。

---

① 李建农，蒋冬梅，树立大文化理念，推进医院文化建设 [J]. 医院管理论坛，2003，30（1）：27-28.

我们可以借鉴企业文化的先进理论和成功的实践探索，吸收一切先进文化的有利因素，在文化管理的形式和内容上可以采纳企业文化的理念和方法论，推动医院文化的发展和完善，促进医院的可持续发展。但是绝不能生搬硬套，忽略医院"服务生命"的本质属性。把救死扶伤、造福苍生的中华医学传统精神气质与人道主义、人文关怀的现代医学人本主义思想以及现代医院管理理念有机融合，是当代医院的理想出路。

医院文化是医院在长期的发展过程中形成的，受到医院内外环境的影响。医院文化存在于社会—行业—医院这样一个三重的生态环境中，每一层因素都会对医院文化产生不同的影响。中国当前的医院文化，在市场经济条件下建立起来，又受到医疗体制改革和社会主义市场经济的影响，不可避免地会带上市场化和企业化的烙印。但是，如果在研究医院文化的时候，照搬或者模仿企业文化的思路和模式，甚至把商业模式和市场规律等企业式做法盲目地套在"医院文化"上，以追逐市场利益为目标，忽视了医院公益性的特殊属性，不仅不能够更好地了解和构建医院文化，甚至会导致舍本逐末，削弱医院的公益性质，带来负面的社会影响。

二、医院文化的结构、特征与功能

（一）医院文化的结构及内涵

对医院文化的要素进行分层分析，能更清晰地看到医院文化的结构和特点，对于指导医院文化建设和文化管理有重要意义。按照不同标准，学者对医院文化的结构有"二分法""三分法""四分法""五分法"等不同观点。例如，有研究者将医院文化分为表层文化和核心文化两个层次；有研究者将医院文化分为表层物质文化、中层制度文化、深层精神文化（含心态文化）三个层次；也有研究者将医院文化分为表层物质文化、浅层行为文化、中层制度文化、核心层精神文化四个层次。另外，世界著名管理学专家约翰·科特在其《医院管理学》一书中提出，医院文化的内容主要包含医院精神、医院管理文化、医院制度文化、医院服务文化、医院环境文化、医院资源文化等。

我们依据大多数学者的观点，结合我国医院文化的特点，将医院文化由内到外分为精神理念层、行为制度层、物质符号层三个层次。这三个层次互相联系、互相影响，组成医院文化这样一个分层次、有深度的完整体系。

医院文化的物质符号层是外显文化，通过医院有形实体的物质形式表现出来。例如：医院门诊、住院区、行政楼等建筑元素；医院地图、导向、指引等标识要素；院徽、院服、院旗等符号要素；医院景观、道路绿化等环境要素；医疗仪器设备要素；医疗、生活及文体设施要素；各种科学技术资料要素，如病案室、图书馆、档案馆等。这些物质符号因素之间相互联系，结成横向网络，成为医院文化的物质符号层。医院文化的物质符号层涵盖了医院物质财富的方方面面，每个医院的物质符号层文化都被打上了自身独特的符号，是医院生存和发展的物质基础。创建一个既能够适应医疗服务需要，又能够满足员工工作生活需要的医院物质符号文化体系，是医院文化形成和发展的基本保障。

医院文化的行为制度层包含医院的行为文化和制度文化。行为文化属于实践文化，是医院在进行医疗服务、日常运营中所产生的活动，主要包括服务技术、服务态度、精神风尚以及医院领导者、管理者、员工的种种行为。它是医院员工精神风貌、医院形象、人际关系的动态体现，也是医院核心价值观、医院精神的反映。制度文化主要通过医院的各种规章制度、规范、行为准则表现出来。医院既是一个医学实践场所，也是一个经济实体，其行业特点决定了医院活动具有技术密集程度较高的特点，对团队合作具有很高的要求，因此医院的运转非常需要有力的制度和规范来支撑，通过制度对医院成员的行为进行规范，才能有效调动人员力量，形成统一的目标和实现目标的合力。制度文化具有权威性，一旦制定出来，就对员工的行为起到协调、规范的作用。制度文化除了包括医院的各种明文制度，如医院政治制度、经济制度、管理制度，还包括具体的操作规范等，例如技术操作规程、岗位责任制度等。不同的医院具有不同的制度，有时候医院的制度往往体现了医院的鲜明文化特色。例如协和医院的"三基""三严"制度。

医院文化的精神理念层位于医院文化体系中的最深层，是医院文化的核心，也是物质符号层文化和行为制度层文化的提升和凝练。精神理念层主要包括医院的核心价值观、医院经营哲学、医院目标和愿景、医院精神、医院服务宗旨、员工精神风貌、道德规范、管理理念、风气习惯等。精神理念层属于思想意识形态，是无形的，往往需要通过医院员工的价值观、信念、精神面貌、工作态度和风格、行为举止等表现出来，这些要素共同构成医院文化的内核。精神理念层是医院文化最核心的内容，往往具有持久的稳固性，来源于医院长期实践，往往是医院几十年甚至上百年的历史积淀，是医院最宝贵的精神成果。

很多医院会把医院精神理念层文化的内涵抽象提取，凝练成为医院的院训、医院服务宗旨、医院精神，通常用简洁的字句表达出来，这样一方面可以深刻铭记在员工的心中，作为基本信念和行为准则，另一方面作为医院文化的重要符号向社会外界和人民群众辐射和传达。例如湘雅医院的"严谨、团结、求实、进取"的"湘雅精神"；广东省中医院的核心价值观"病人至上，真诚关爱"；中山大学附属孙逸仙纪念医院的"博爱、崇德、求精、奋进"的院训。

不同医院由于其内外部环境、医院历史沿革、发展状况的不同，其文化的精神理念体系也不尽相同。可以说，医院文化的精神理念层体现了不同医院最内在、最根本的区别。外在环境可以通过设计、建造模仿，制度建设可以参考，唯独精神理念无法轻易移植。只有真正独特而有魅力的医院文化精神理念体系，才是最有持久生命力的医院文化。因此，医院的精神理念层必须着重突出医院的特色，这在管理者有意建设、塑造和管理医院文化的过程中，应当格外注意。

如果把医院文化比作一棵大树，那么精神理念层文化就是医院文化的根，医院的核心价值观是医院生存之本，也是医院文化的本质特点，根深才能叶茂，出色的精神理念层文化必须扎根到医院文化的深处，渗透到医院的方方面面，方能给医院带来源源不断的活力和养分。行为制度层文化就好比医院文化这棵大树的枝干，向下连接着医院精神理念层文化这个庞大的根系，吸收来自医院文化深层的养分，向上支撑着医院物质符号层这些叶子、花朵和果实。行为制度层相互链接，搭建了一个医院的行为制度网络，将员工的行为协调、控制在正确的方向和有效的方式里。

而物质符号层文化距离精神理念层最远，但是它是医院精神理念层文化和行为制度层文化的外在体现。医院物质符号层文化、行为制度层文化、精神理念层文化，这三个层次相互联结、相互影响、相互作用、相互渗透，共同构成了医院文化的整体结构，是医院文化功能得以实现发挥的保障。只有医院文化的三个层面均健康发展，医院文化这棵大树才能枝繁叶茂，结出累累硕果，福荫一方百姓。

（二）医院文化的基本特征

第一，公益性。医学与其他学科最大的区别在于，它面对的是人，医学的目的在于维护人的生命质量和健康，这是医学的根本价值和最终目的。而医院正是这种为人类生命服务的医学实践场所。这种本质属性和根本目的的不同，决定了医院文化是一个独立的体系，而不是从属于企业文化的一个分支。对于我国公立医院而言，医院文化的本质属性是人民性、公益性、保障性。这与企业文化"商业性、竞争性、营利性"有着根本的区别。

第二，时代性。医院文化是医院管理学科的最新成果，也是医院实践和管理成果的反映。医院文化根植于一定的时代土壤，即是在一定的历史文化背景、科学技术条件和时代意识影响下形成和发展起来的。医院文化是时代精神的反映和具体化。因此，它不能不受到当时当地政治、经济形势和社会环境发展变化的影响，不能不带有时代的特征。

第三，人文性。人文性是医院文化最显著的特征之一，这是由医学的根本价值和本质属性决定的。医院的服务对象是人，包括员工和患者，因此医院文化十分强调人的社会性。医院文化强调在管理中要尊重人、信任人，强调人的价值观在医院中的重要地位，强调激发人的使命感和责任心。

第四，继承性。传承民族优秀文化传统是医院文化的重要特征，表现在：一是继承优秀的中华文化传统，儒、墨、道、法等各家文化思想对医家均有影响，特别是儒家文化思想的影响尤深。二是继承社会主义的革命文化传统，毛泽东概括的以国际主义精神、毫不利己专门利人精神和技术精益求精为特征的白求恩精神，是广大医务人员追求的最高精神境界。三是继承传统医学文化精华，如"医乃仁术""无德不医""大医精诚""人命至重，贵逾千金”等，都是祖国医学文化的精华。

第五，创新性。创新是医院文化自身发展的内在要求。医院文化在医院长期的医疗实践和管理活动中培养形成并不断充实发展，先进的医院文化必须具有随医院内外部环境变化而不断进行自我更新的强大生命力。

第六，传播性。一方面，医院通过其医疗活动，为保护社会生产力，为人民的健康作出贡献；另一方面，又以自己特有的医院文化向医院外部辐射，影响整个社会。这种传播和影响主要表现在：医院通过自己的良好形象、价值观念、发展目标、职业道德、医院精神、行为规范、院容院貌等影响病人，影响社会，对全社会的精神文明建设起丰富、促进和推动作用。

（三）医院文化的功能表现

医院文化就像是医院的灵魂一样，是推动医院发展的不竭动力。如果说技术就像医院的"筋骨"，那么文化就好比医院的"精气神"。优秀的医院文化，对内有利于凝聚人心，对外有利于树立良好的外部形象，不仅可以增强医院的竞争力，还能够促进医院的发展和社会的进步。具体而言，医院文化的功能和作用主要包括：

一是导向功能。医院文化对医院整体的价值取向和行为方式起到导向作用。医院文化通过教化、示范等方式，引导员工的个体思想和行为举止，使员工在潜移默化中接受医院共同的价值观念，认同医院的目标并为之奋斗。

二是凝聚功能。当医院员工普遍认同医院文化的核心价值观时，医院文化的力量能够把不同层次、千差万别的员工凝聚起来，形成目标一致、行为规范的合力。

三是激励功能。医院文化对人的激励主要通过积极向上的思想观念和行为准则，形成强烈的使命感，使员工形成思想上的自觉性并自然而然地融入日常行为的点点滴滴，产生为医院的生存和发展而努力的敬业和奉献精神。

四是约束功能。通过医院文化氛围的营造、行为准则的树立和职业道德的规范形成约束力，使医院员工产生心理共鸣，在违反的时候承受群体压力，从而达到行为自我控制、自我约束的效果。

五是辐射功能。医院文化一旦成为较为稳定的体系，不仅在医院内部发挥巨大作用，还会向医院外环境辐射。良好的医院文化帮助医院树立良好的社会形象，一方面吸引患者就医，创造经济效益；另一方面也有利于医院人才引进和团队建设；同时有利于争取社会公众的认可和社会资源，对医院的发展百利而无一害。

三、医院文化在医院管理中的作用

医院文化为医院在发展过程中通过经验实践而作出的思想总结，同时也是医院管理中的主要精神指导，故医院文化的本质可理解为医院管理。在社会不断发展背景下，现代医院应由多部分组成，并以集技术、服务文化于一身的社会服务行业为发展方向。因此，医院文化为医院管理的根髓，医院管理则为医院文化的一种表现形式，二者间应相辅相成，并向同一个服务目标努力。

医院文化在医院管理中的作用表现在以下方面：

第一，规范作用。医院文化建设能够对医务人员的行为起到一定规范作用，且可通过要求医务人员在实际工作中克服不良行为并养成自我约束的意识，进而为患者提供优质的医疗服务。

第二，凝聚作用。文化能够凝聚力量，在医院管理方面，文化可渗透到各工作环节中；同时可在凝聚力量过程中给广大医务工作者带来家庭式温暖，并进一步增强其归属感，有利于更好地提高医务人员对工作积极性及创造性。

第三，激励作用。在医院文化建设过程中，可以精神激励方式来推动文化建设，并通过评选优秀工作者方式，激发医务人员的使命感，同时发挥其主人翁意识，进而能够积极主动参与到医院管理中。

第四，形象作用。在管理过程中树立良好的医院形象是医院文化建设的主要目的，通过良好形象的树立可使医院知名度不断提高，从而吸引更多的患者就医，因此需深刻意识到形象作用不仅在于医院表面工作，其更为医院竞争中的一个潜在重要因素，故应予以积极引导，并高度重视发展。

第五，助力绩效管理作用。绩效管理也是对人的管理，通过不断重视与发展医院文化，可为绩效管理提供助力，主要体现在使医务人员的内在动力转化为自觉的执行力、提高医务人员工作主动性、积极性与医院的管理效率。不仅能够满足医务人员的精神需求，还可进一步增强其荣誉感、归属感及责任感，并有利于促进绩效管理工作的实施。

第六，有助于医院回归公益性。医院回归公益性为我国目前医院改革的重要目标之一，其要求医院能够为患者提供价廉、质优、连续、综合且方便快捷的公共卫生服务与基本医疗服务。通过积极构建医院文化能够使医务人员树立起为患者服务的信念，同时可促进医院公益性的回归等，最终达到促进医疗事业可持续发展的目的。

四、医院文化建设的必要性分析

首先，现代医院文化建设是缓解医患矛盾构建社会和谐的需要。当前，社会各界高度关注医疗卫生事业改革，看病贵看病难成为群众的热点问题，作为医院，理应以维护人民群众健康权益为出发点，加强医院内部管理，改革医院经营方式，缓解医患矛盾，探索医院文化建设的有效途径，通过医院内部和谐达到与医院外部的和谐，最后真正实现社会和谐。

其次，现代医院文化建设是满足人民群众日益增长健康需求的需要。医院文化品位的高低，是衡量一所医院文化程度的综合实力的重要指标。设备一流，技术一流，管理一流，环境一流的现代医院首先应该具备高品位的文化氛围。随着生产力的不断进步和人民群众整体生活水平的提高，人们对医院的要求也相应提高。医疗质量及服务水平作为医院文化的重要组成部分，无疑代表着医院的品牌形象和信誉，为了发挥医院文化对医疗卫生服务的推动作用，不断满足人民群众日益增长健康需求我们必须先抓医院文化建设。

再次，现代医院文化建设是优化医院管理实现医院可持续性发展的需要。目前，我国的医院文化管理还处于萌芽、壮大时期，有相当一部分医院仍处在经验管理阶段。随着我国医疗改革的深化，医疗行业的变革将会带给医院观念和行为上的冲击，开始呼唤医院要高度重视文化的功能，切实增加医院管理中文化的含量，努力提高医院经营管理的文化品位，实现医院管理新的飞跃。对于一个医院来说，医院文化水平高低是医院素质高低的一个重要标志，决定着医院的兴衰。医院要生存、发展、进步，在医疗行业竞争中立于不败之地，就要有相应的医院文化作后盾。医院要真正实现经济效益和社会效益同时提高的目标，使医院在激烈的医疗市场竞争中永远立于不败之地，就要不断重视和加强医院文化建设，以医院文化建设促进医院改革的深化。因此，研究和发展医院文化对未来医院的发展是十分必要的。

最后，现代医院文化建设是凝聚人心培植医院核心竞争力的需要。医院文化作为组织文化的一种具体形态，从宏观上讲是医院在建设和发展过程中逐步形成的物质文明和精神文明的总和，它作为一种先进的管理理念和管理方法和它对于提升医院核心竞争力的价值，已被广大医院管理者所认同。核心竞争力指的是这个医院长期积累的智力、物力、技术、管理和文化。市场经济条件下的竞争不仅仅是医院之间医疗技术和设备的竞争，更重要的是医院整体素质和整体形象的竞争，是医院品牌和发展战略的竞争，而要提高整体素质，整体形象，打造品牌就必须借助于医院文化。当前"以病人为中心"的医院文化，提出了医院的发展战略、价值观念、行为准则、经营理念等。医院文化建设的追求就是在为病人的服务中寻求快乐和实现自身价值。特别是医院文化建设能够营造和倡导积极健康的文化环境和价值观念，使之成为医院职工认同并自觉遵守和奉行的基本信念和行为准则，使职工在医院文化潜移默化的作用下，克服陋习、树立新风、团结奋发、勇于创新，积极完成医院的各项目标，提高医院的竞争能力，更好地为病人提供优质的医疗服务，为社会作出更大的贡献。同时，医院文化建设从更高的层次上来讲，也是"人"的建设，它通过个人的文化精神素质的培养和塑造，促进个人的全面发展，并使个人的发展与医院的发展有机地统一起来。

依靠医院文化激励员工做好日常工作是医院文化建设的最终目的，也是实现员工人生观、价值观的桥梁。尤其在现代，医院文化已成为一个医院发展的核心，随着国家经济快速发展和社会日益进步，病人对医院的要求越来越高，患者的身份从单纯的就医者向医院服务的综合消费者转变；病人在选医生过程中，对情感、爱心、形象、环境和反应灵敏性等人文因素的关注程度逐步超过了技术因素。病人到医院解决疾病的同时，还希望在医院受到关注、关爱和尊重，而现代医院文化的创建正是形成一种符合现代社会需求的新的院内运行管理体系的有效手段和重要载体，是培植医院核心竞争力的迫切需要。

第二节　现代医院文化建设的理念体系

在当前的医院文化建设中，许多医院培育、提炼出了自己的医院精神，设计出了自己的院徽，创作出了自己的院歌，这些形式都不同程度地体现了医院哲学（价值观）或医院理念的内容。然而，这些形式中究竟涵盖了多少医院理念的内容，很值得研究。众所周知，医院精神、院徽、院歌应当是医院理念的提炼和升华。本书认为，目前，一些医院的文化建设仅停留在医院精神、院徽、院歌这个层面上，而无法向纵深发展的一个很重要的原因就是忽视了医院理念的建设。医院文化建设应当先重视以下几种理念的建设：

一、人本理念的建设

从科学管理到人本管理的转变，其本质是文化的转变。医院文化建设的人本理念主要体现为"以病人为中心"和"以员工为主体"。人本理念首先体现在"以病人为中心"上，1977 年美国医学家恩格尔（G. L. EngEl）首先提出了生物—心理—社会医学模式，随着人类社会的不断进步和医学技术的不断发展，这一医学模式在医疗服务中逐渐得以真正体现，以往的"以医疗为中心"的模式逐渐被"以病人为中心"的模式所代替。"以病人为中心"要求医院的一切工作和条件要最大限度地满足病人的服务需求，具体体现在服务内容、服务程序、服务环境、服务态度、服务技术和服务行为等方面，它是社会进步和发展，人民生活水平提高的必然要求，也是医疗职业道德的要求，同时也顺应了医学模式的转变；其次，以"病人为中心"要求医院为病人实现自己的权利创造条件，医务人员必须认真履行自己的职责，充分尊重病人的权利。

人本理念还应体现为"以员工为主体"。人力资源管理学派认为，人力资本是一个组织发展的最重要资本。科学管理向人本管理的转变，充分体现了人力资本在组织发展上的价值。人是生产力中最活跃、最具变化性和能动性的主导因素。在医院人、财、物等诸多要素中，人是首要因素，培养和调动全体员工积极性是医院发展的关键所在。当前，社会舆论环境对医务人员不利，医院的领导者和管理者，应该给予员工以尊重和关怀，以员工为主体，让员工满意，这样才能让医院职工为病人提供满意的服务，尊重病人，关爱病人；管理者要学会授权，充分发挥职工的主观能动性，要为职工价值的自我实现创造机会和空间，为职工提供一个充满活力与弹性且在工作中能得到乐趣和实现价值的工作环境，营造一个有利于优秀人才脱颖而出、能上能下、人尽其才、才尽其用的良好氛围，进而激发职工的成就感与创新精神。

二、诚信理念的建设

讲究诚信是人类社会道德的内在规范，不管任何社会、国家、行业、诚信都是其应遵循的道德规范。在《论语》中，"信"总共出现了 38 次，仅次于"仁""礼"出现的频率；在《圣经》中，"confidence"和"trust"也出现了几十次之多，从中我们可以看出，中西文化对"信"的高度重视。在医疗服务中，医患关系是两个具有独立人格的人自愿发生的关系，这种关系带有一定的契约性质。病人的求医行为本身就蕴含着病人对医生的信任，相信医生会把涉及他健康和生命的利益，而不是医院本身的利益放在优先的地位，因此在这种程度上，医患关系是一种"信托关系"，他可以把自己的生命和健康托付给医生，甚至把自己的隐秘私事告诉医生。这种关系要求医生把病人的利益放在首位，要求双方相互尊重，尊重彼此拥有的权利，并且给予病人较多的决定权。在医疗服务中，医院和医生应把诚信作为自己最大的无形资产，把病人作为自己的顾客，诚信服务，优质服务，认真执行自己的服务承诺，只有这样，才能带来长期的信任，长期的利益回报，医院才能持续经营下去。

三、执行理念的建设

医院文化建设的首要目标之一在于孕育有助于医院进步的执行力理念和行为方式，以确保医院的发展策略、规划、制度等得以顺利贯彻和实施。提升执行力的关键在于将战略定位、运营流程以及人员配备有机融合，而这种有机融合的前提在于创造出相应的机制与人员支持体系。因此，医院文化建设所要追求的不仅仅是执行力的提升，更要注重建立有利于增进执行力的机制，同时提升员工的执行素养，这正是其核心理念之所在。

医院作为复杂而庞大的组织体系，必须在内部构建起积极促进执行力发展的文化氛围。这包括营造强调目标达成、绩效导向的价值观，鼓励员工追求卓越并对实现医疗使命感到自豪。此外，医院文化还应强调协作合作、信息共享与开放沟通，以促使各部门之间能够更加紧密合作，有助于战略目标的协调实施。

在执行力的培育方面，医院文化建设应该注重员工培训和激励机制的建立。通过提供系统性的培训课程，可以提升员工的专业素质与管理能力，使其更具备有效执行战略的能力。同时建立激励机制，如明确的目标考核、奖励体系等也能够激发员工的积极性，使其投入到医院发展的实际工作中，从而为执行力的提升创造有力支持。

四、服务理念的建设

医患关系实质为一种信任基础的纽带，一旦确立，医院及医务人员则获得责任与义务，以提供服务，维护患者权益及健康复原。社会医学范式确立在某种程度上即确立了以患者为核心的服务范式。此外，从医疗机构经营角度观察，患者兼具医院之顾客角色，医院之职责在于服务患者。在医疗实践中，服务理念触及方向、内涵、程序、环境、态度、技术及行为等七方面。在医院文化塑造之过程，价值观及员工行为方式之培育应贯穿服务理念，只有这样，则医院始终能吸引患者、在市场竞争中取胜。

五、忠诚理念的建设

若以人本管理理念为例，该理念着重于医院向职工所负之责任；相较之下，忠诚理念则更为强调职工对医院之责任。忠诚作为中华传统文化与伦理之主要内涵之一，同时亦为共产主义伦理体系中之重要准则。忠诚一词在不同社会阶层中所代表之对象涵义不同，如古代帝王强调"忠君"，而中国共产党强调"忠于党、忠于人民、忠于祖国"。虽然二者存在本质差异，然而对忠诚之品德皆持肯定与推崇态度。值得一提的是，历史上存在一段时间内，忠诚价值被抛诸脑后，利益成为某些人所追逐之潮流。

于部分医疗机构，不忠诚行为为医院利益带来损害，其中包括过度开处方、滥发检查单、谋取非当之利、收受回扣，以及懈怠、推卸患者责任，甚至泄露医疗机密等现象屡见不鲜。尽管我们依法设立法规与制度以规范不忠诚行为，以严惩违规者，然而有些不忠诚行为难以触及法律制裁门槛，或是巧妙规避制度监督，有时甚至难以被察觉。时至今日，不忠诚者或得意张扬，而惩戒者束手无策，由此可见，通过制度、法律道德文化其抓共管，两手抓，两手都要硬，方能解决。

唯有仰赖道德与文化建设，将忠诚内化为个人自觉行动，始能从根本上解决问题。这亦意味着需要在医疗机构内部孕育强调忠诚之文化，传扬忠诚精神，使之成为医务人员自觉追求之价值理念，进而塑造积极向上之医院文化。此种文化建设努力将引导员工在医疗实践中彰显更高之道德修养与职业责任，借此改善医患关系，推动医院可持续发展。

在医院文化建设中，引入忠诚理念，是解决不忠于医院行为的关键。首先要加强对职工的忠诚教育，特别是要结合中国传统文化中的事例和一些西方医院的成功案例，进行教育，让职工明白，职工与医院的鱼水关系。其次，要处理好医院与职工利益的关系。多数职工的不忠行为冲动来自对自身利益的追求，职工合理、合法的利益应得到很好尊重，医院首先做到无愧于职工，这一点非常重要。因为不忠诚行为具有互动性，医院首先应做到无愧于职工。

六、营销理念的建设

随着医疗机构逐渐步入市场经济环境，并在市场营销实践中发展，相关营销学观念和实践逐渐被融入医院的经营管理中。尤其在我国加入世界贸易组织之后，越来越多的医疗机构管理者开始认识到市场因素的重要性，开始自觉或无意识地引入市场营销方法来指导医院的经营管理，为医院营销文化的蓬勃发展提供了有利环境。为推动医院的进一步发展，有必要有意识地加强医院营销文化的建设，并拓展医院文化建设的范围。

第一，我们应当在医院的经营管理中引入营销理念，培养出一批懂营销的干部，让医院营销的观念让职工理解，让社会了解。第二，从对患者心理需求、审美情趣以及性情偏好等精神方面特性的深层次研究入手，增加医院营销的文化含量。第三，从影响医院营销的文化因素如语言、风俗等方面入手，增强医院营销的文化内涵。第四，从增强医院营销的文化竞争力入手，增强医院营销的文化品位。第五，从医院营销中的对外宣传和广告入手，增强其文化渗透性。

七、创新理念的建设

创新是社会发展的动力所在，也是文化发展的本质特征，没有创新，文化建设也就失去了活力与生机。现代医学技术发展日新月异，疾病谱的变化也日益复杂，一些疾病仍然无法有效诊治。医疗技术的先进与否，是一个医院最重要的品牌条件，"妙手回春"技术给医院品牌的影响和医院附加值的增加是难以计算的，医院品牌形象之间的竞争，在很大程度上是技术实力之间的竞争。医学技术发展的关键在于创新与人才，前提是医院员工要有创新的理念。医院文化作为有利于医院发展的价值理念和行为规范的总和，理应把创新理念作为其主要内涵，这不仅是医院发展的主导理念，也是医院文化自身发展的主导理念。

第三节　现代医院文化建设的实施方案

一、现代医院文化建设的指导原则

随着医院内外环境的变化，越来越多的医院管理者意识到，医院文化是医院竞争力的重要部分，只有用优秀的医院文化武装起来的医院，才能在竞争中立于不败之地。在这样的时代洪流和社会经济环境下，建设和发展医院文化，是促进我国医疗卫生事业发展的需要，也是我国医院自身发展和前进的必然选择。

现代医院文化建设应遵循以下几个原则：

一是公益性原则。公益性，即医院文化建设应紧密融合医院的公益属性。坚持医院的公益性质是医院文化建设的首要原则与核心理念，且对于保持医院文化与医学根本目标的契合至关重要。在推进医院文化建设时，需充分借鉴现代管理学理论，将其作为医院文化的理论基础与实践指南。然而，不应过分追求纯粹的经济效益，也不宜盲目套用企业文化管理范式，以免忽视医院的公益属性。

二是人本化原则。人本化原则强调人作为医院文化建设的核心元素，其涵盖医院内部员工以及服务对象即患者。在内部，应充分调动员工的积极性、主动性与创造性，推崇尊重、信任、理解与激励的原则，为员工创造宜人的工作环境与发展平台，满足其物质与精神需求，培养职业满足感与对医院的忠诚度。对外，亦应确立"以病人为中心"的服务理念，倡导人性化的服务态度，将人文情感与关怀融入医患互动中的每一环节。

三是持续性原则。持续性原则强调医院文化建设的连续性与长远性，良好的医院文化是在代医院管理者与员工长期实践中不断累积与巩固的。不宜急功近利，过于追求速效，否则医院文化建设将变为表面形式，仅是短暂的宣传口号。

四是多样化原则。多样化原则强调医院文化建设应以多元角度呈现，展现丰富多彩的文化内涵。同时，医院文化应超越内部范畴，将文化传递与辐射扩展至患者与社会层面。在对外宣传与展示医院文化时，不宜过于刻板和沉闷，以免陷入机械灌输的误区，而应注重语言结构与表达方式的巧妙运用，以确保与员工、患者和社会大众产生共鸣与认同。

五是个性化原则。个性化原则强调医院文化理念的独特性，文化内涵应深度体现医院的特质与风格，成为医院理念与精神的集中体现。在医院文化体系建设中，应充分展示医院的独特特色与鲜明个性，突显其与其他医疗机构文化的差异，展示医院自身历史传统与文化核心，以及高度识别性的文化标识。只有如此富有辨识度的文化核心，方能深刻影响员工，为医院的行为规范与战略导向提供坚实支撑。

二、医院文化建设的具体实施方案

在国内，医院文化建设都在借鉴企业文化建设的成功经验，再结合医院本身的特点进行医院文化的塑造。医院文化是社会文化在医院领域的体现，它除具有组织文化的一般特性外，还具有独特的社会性、时代性、行业性，因此，在医院文化的建设中，需要适时适地抓住医院文化的特性，培育有自己个性特征的医院文化，才能使医院文化成为医院发展的持续动力和源泉。而要达到上述目的，理应对医院文化建设进行阶段性规划。

（一）制定现代医院文化建设战略规划

医院文化建设是一个长期的过程，要获得成功，必须有一个科学合理的医院文化建设战略。战略是指那种应用于整个组织，为组织设定总目标，并根据环境对组织进行定位的计划：它跨越的时间间隔较长，通常为 5 年或更长。一个科学合理的医院文化建设战略是医院文化建设成功的基本条件，医院文化建设战略包括确定医院文化建设战略模式、划分医院文化建设阶段、制定医院文化建设的中期和短期计划、选择医院文化建设的具体策略，而要制定出一个科学合理的战略，必须经过深入的调查论证，让医院全体员工都参与到战略制定中来。

（二）以医院形象建设为突破口

医院形象是医院文化的外在表现形式，是给社会公众的第一印象，而且这种印象是持久的，社会公众对医院的认识首先是通过医院的外在形象。在医院文化建设中，以医院的形象建设为突破口，来塑造医院文化，具有易操作性、易接受性、循序渐进的优点。医院文化是一种复合文化，它存在于两个层面上，在表层的是可以看见的表象和可以观察到的行为，如具有外在标志性特征的形象设计、建筑布局、精神面貌、服饰语言、标牌文字、花草树木、诊疗环境、设备条件、服务流程等；里层的是组织深层次的价值观和信念等。医院文化的塑造不是一朝一夕的事，其深层次的文化要被组织成员接受和认同需要一个较漫长的过程。医院可以通过引入医院可以通过引入企业识别系统（Corporate Identity System，CIS），企业识别系统，把自己的理念精神、行为方式以及视觉识别进行科学而系统的整合，首先使医院的外在形象发生改变，并在此基础上来塑造医院的深层次文化。

在医院中，人是最重要、最宝贵的资源。一所医院要树立和维护自己的良好形象，就必须先内求团结，塑造一个良好的医院员工形象。医院员工形象是一个总体的概念，其内容极其丰富。医院员工少则几十人，多则上千人，这些员工言谈举止都会形成一定的形象，而社会公众从不同角度观察医院员工，从而形成各自的认识，综合起来便上升为医院员工的整体形象。也就是说，医院员工总体形象可以分解为一系列形象要素，具体包括员工的服务态度、职业道德、精神风貌、装束仪表等。在医院员工形象塑造的过程中，这四大要素作为一个整体，不可分割、缺一不可，任何一个医院厚此薄彼的做法，都会削弱自身形象，并给业已形成的良好形象带来损害。

现代所有成功医院都将患者的需求作为医院一切活动的中心和出发点，以赢得患者为己任。至于如何赢得患者，各个医院大都在提高医疗质量，提供优质完善服务，塑造良好形象上苦下功夫。而这几种途径都离不开人的因素，所以良好医院员工形象是为医院赢得患者的关键所在。

第一，医院员工良好的服务意识和服务态度能够为医院赢得患者。在医疗市场竞争日益激烈的今天，单靠医疗硬件本身来角逐已显得势单力薄。要想最终赢得患者，医院必须具备良好的服务形象，其中，医院员工的优质服务是最关键的。

第二，良好的医院员工形象能左右舆论，引导患者。所谓舆论，通俗一点说就是大多数公众对某一事物的比较一致的看法。舆论所起到的最重要的一个作用就是引导患者的行为，甚至在一定程度上能左右患者的行为，无论这种引导作用是有利于医院，还是不利于医院。鉴于舆论的重要性，现代医院都应十分重视利用传播舆论的最有效机构，力争将自己的良好形象展现给外界公众，使外界形成有利医院的舆论，从而吸引更多的患者到本医院就医。在这个过程中，良好的医院员工形象起到了不可忽视的作用。

第三，良好的医院员工形象能加强医院与患者之间的信息交流，引导患者。医院要想和患者建立良好关系，吸引更多的患者，就必须注重与患者之间互通信息，患者只有在了解这个医院的基础之上才会对其投出信任的一票。良好的医院员工形象能够帮助医院与患者之间互相沟通，加深了解，增进信任、促成就医行为。

若医院的每一名职工在与患者打交道时都彬彬有礼，热情周到；医院的医务人员都能尽力做到注意倾听患者的意见，周到服务等。那么，这些良好形象都能加强医院与患者之间双向信息交流，使医院被患者所理解、所信任、所喜爱，从而吸引更多的患者慕名而来。

（三）坚持以文化人的价值理念

医院是一个知识分子聚集的地方，医院员工的文化素质相对较高，对世界和事物等有着自己的看法和观点，对于他们的思想和观念，不能简单地用说教、灌输的方式去加以改变，而要坚持"以文化人"。"以文化人"是不单纯地通过纪律、规章、制度和计划等理性管理的模式来改变和约束职工。而是用人性、人文的思维及行为，感化及管理员工，注重尊重人、关心人、依靠人、理解人、凝聚人、培养人、激发人的热情、满足人的需求等人性管理模式来实现以人为本，唤起医院职工的主体意识和自我意识，让职工从内心上真正接受医院的价值理念和精神，并在这种理念和精神的引导下对自己的人生、思想、心理和行为表现进行自我规约和管理。"以文化人"是管理的最高境界，对管理者能力和素质的要求很高，而且"以文化人"还应和其他管理方式综合运用，才能收到理想的效果。

（四）加强优秀的医院管理者队伍建设

在医院文化建设中，管理者充当医院文化设计者、倡导者、推动者、传播者的角色。优秀的医院文化与优秀的医院管理者是相辅相成的，优秀的医院文化也是在优秀管理者的重视和参与下创建起来的。医院文化建设意味着要确立符合医院发展的价值观念和行为方式并要获得医院员工的认同，也必然会同一些员工习惯的价值理念和行为方式产生冲突，这就是需要管理层通过综合运用管理和沟通等手段，以身作则，从而逐渐转变有悖于医院发展的价值理念和行为方式。更重要的是，医院文化建设战略的制定与实施，医院文化建设内容的确定，在一定程度上都离不开领导者的主导，医院领导者的文化思维也会在医院文化的内涵上打上一定的烙印，这些都需要医院管理者队伍具有战略性、前瞻性的眼光，具有开拓创新的勇气，具备影响他人的魅力等。

在现实的医院竞争环境内，我们根本就不可能只凭个人的力量来大幅地提升医院竞争力，而团队力量的发挥已成为赢得竞争胜利的必要条件，竞争的优势在于能比别人更能发挥团队的力量。一个优秀的团队，可以把医院带到永续经营的高尚境界；一个优秀的团队，可以更好地达成医院的经营和质量方针，可以更好地达成医院的质量目标；一个优秀的团队，可以更好地达成患者的满意度。

对于一个优秀的团队来说，其影响力是深远的。首先，他能够对团体内个体的行为产生约束及影响，逐渐形成自身的行为及行事规范。这种规范同时也表现出了这个团队的行为风格与准则。第二，他使每个个体的期望值保持高度一致，而这个高度一致的期望值正是这个团队所要达成的目标。第三，团队内个体间的互助及信息共享，这直接影响了这个团队也就是说一个医院内部的沟通和协调，从而对一个医院的工作效率起到了深远的影响。第四，一个优秀的团队通常具有很强的凝聚力，而这绝对是对一个医院成败的关键。另一方面，个体在团队中受到的影响，往往能发挥超出个体原本的能力，这种影响不是主管与部下一对一的互动能够替代的。也正是这种超常规的发挥使得优秀医院更加优秀。

其一，共同的目标、共同的期望是形成一个团队的首要条件，而这也正是医院文化的重要组成部分。医院文化是医院中一整套共享的观念、信念、价值和行为规则，以至得以促成一种共同的行为模式。共同的目标、共同的期望亦是达成我们每个人对团队、医院的忠诚的重要方式。影响我们忠诚奉献的关键问题有如下几个：我们是否了解医院的发展目标？我们每个人能否直接影响医院的成功？能否明确我们自己的职责？在创新制胜的知识经济时代，是否意识到自己的忠诚奉献已成为医院求发展的关键？唯有切实了解自己的期望和需求，发展确立新型的自我与医院的关系，才能让自己释放出全部能量，而不是被挤出自己的能量。

其二，团队内部良好的沟通协调亦是形成一个优秀团队不可或缺的重要条件。交流成为一个团队里的优先事项，并且让每个员工都知道你重视交流；为员工提供同管理层交谈的机会；建立信任的氛围。这是优秀的团队要达到有效的沟通协调至关重要的三个条件。

其三，要形成一个优秀的团队，还必须具有优秀的激励机制。在这个优秀的激励机制下，使一个团队始终以高昂的士气、忘我的精神来达成团队的目标，是我们管理上始终追求的境界，在这样一个优秀的团队内，同样要实行"赛马"机制，通过"赛马"，可以让优秀人才得到锻炼并脱颖而出。在这样的一个优秀团队内，每个人都有一个开放的空间，每个人手中都有一张地图、一个指南针，以能发挥自我的最大潜能。总之，在这样的一个优秀团队内，每个人的精力（energy）、兴奋（excitement）、热情（enthusiasm）、努力

（effort）、活力（effervescence），甚至是开支（expenditure）这些"E"元素都被统统激发了出来。

其四，一个优秀的团队必须具有创新能力。没有创新能力的团队不能称其为优秀团队。现今，我们面对的是独具慧眼并且具有高智商的患者群体，这就要求我们的团队要具备高度的弹性以及敏捷的创新能力，在塑造这样的团队文化时，就要把弹性以及创新能力塑造在团队文化内，使每一位员工都习惯于改变并清楚改变是任何改善的前提。

（五）强化医护人员的内在素质

所谓医德修养就是指医务人员根据一定的道德原则和规范自觉改造自己，锻炼品质，提高医德境界的实践过程。其中包括在医疗实践中所形成的情操、仪貌、举止、言谈、品德等。"修养"的含义很广泛，它包含一个人的情操、仪表、技艺、举止、言语等多方面的陶冶和锻炼，既有"修身养性"反省体验的意思，又包括待人处世的态度，以及政治思想、精神风貌、知识才能等方面的能力和品质。

医德修养贵在慎独，坚持内省，注重自律："慎独"是道德修养所要达到的一种极高的境界。人们不仅要在有人监督的场合进行道德修养，更要在无人监督的时候进行道德修养。内省就是自我反省，经常反躬自问，医疗活动中不断克服错误的道德观念，树立正确的道德观念，是一个自我净化灵魂的过程。道德本质是自律，是自我约束。不因善小而不为，也不因恶小而为之，通过自律和内省达到"慎独"的最高道德境界。

作为医务工作人员，必须清楚自己肩负的责任和道义，必须爱岗，只有具有爱岗的心理基础，才能激发敬业的工作劲头，增加工作的能动性，自我加压，发愤图强，不辜负患者及领导的信任。有了爱岗敬业精神，就会正确对待工作中的苦与乐，树立正确的苦乐观。有了爱岗敬业精神，就会正确对待个人的得与失，过好名利关。位居重要岗位，则考虑全局发展，身处一般岗位，就种好自家责任田，保证分管工作不出纰漏。以踏实苦干的作风和实实在在的成绩来推动工作的深入开展并促进个人的技术进步。

作为医务工作人员要努力提高自己的综合素质，锻炼胜任工作的才干，要博学广识，丰富知识储备，提高人生修养。除了深入学习业务知识，掌握专业技能，努力成为本职工作中的行家里手外，还要广泛涉猎各种知识，如科学文化、文学艺术、历史哲学、道德伦理等，丰富知识储备，提高人生修养。通过潜移默化，形成自己独特的个性，内化为高尚的品质和人格，外化为儒雅的气质和得体的举止。

医生首先要关爱病人，要善于倾听病人的心声，善于与病人沟通。为此，医学院在挑选学生时十分严格，除要考察他的学习成绩外，还要考察他的个性特征，与别人交往的能力，能否积极参加校外活动，以及是否具有献身医学事业的精神。

（六） 构建和谐医患关系开展现代医院文化建设

构建和谐医患关系首先要转变思维方式，努力使患者都满意。转变思维方式，就是转变过去只把医患关系看作内部问题，而实质是一个社会问题的局限思维方式，转变到从宏观大环境下看问题的战略思维方式。要以人为本，充分考虑患者的经济能力，用智慧去建立一个平衡点，让低、中、高三类收入人群的患者都满意。要以病人为中心，树立没有病人就没有医院，病人是亲友；服务无小事，服务从点滴做起，人人是窗口，没有最好，只有更好的观念。从行动上落实"人本"理念，善待内外顾客。科学发展观的核心是以人为本，包括对外部顾客——病人和内部顾客——员工两个方面。对病人树立救死扶伤核心价值观是根本；对员工进行善待，加强科室间协调、强化能力建设是根本。

其次要树立法治观念，诚信经营，依法行医。依法行医是法治社会的必然要求。在市场经济条件下，必须树立诚信意识、学习法律法规、诚信经营、依法行医，使医疗行为更加符合市场规律和法治社会的要求，实现医患共赢。

最后要努力做好沟通工作，争取宽松外部环境。不仅加强与患者的沟通。建立病人意见表达机制，把医患不和谐因素解决在萌芽状态，引导患者成为理性消费者。还要加强与政府有关部门的沟通，获得支持。更要加强与媒体的沟通，加强宣传，引导舆论，树立在公众心目中的良好形象。沟通是医患之间相互了解的最佳通道，沟通是生活的艺术，由于医务人员与患者的高接触性，沟通在医疗行业中有其格外显著的地位，因为医务人员与患者及其家人的良好沟通交流是保证医务工作顺利开展和病人早日康复的重要因素。

（七） 做好服务创新

医院是一个服务单位，不能只满足于日常的服务，服务方式也必须创新要多考虑如何更好地创新管理，开源节流，加强基础设施建设，保证科室正常高效运转。从浅层次的被动服务中向深层次的主动服务转变，诊前、诊中、诊后都要主动介入，紧扣患者的需求加以完善和细化，不断提高服务质量。医院服务的创新主要应注意以下几个方面：

1. 加强技术服务创新

医院技术水平是衡量医院服务的重要标准之一，技术是以两种主要的方式来改进医院服务质量的，一是作为核心服务；二是作为延伸服务的支持工具。我们每位医院工作人员都有技术服务创新的责任和义务，从而提高医院服务质量。我们可以结合实际工作，利用医院现有的设备与技术，创新更多的服务方式，使患者可以更广泛、更频繁地与我们进行互动。

2. 提倡温情服务

即是用"心"服务、用"情"服务，努力满足患者的各种心理需求，使他们感受到我们医院的温情。医院的温情服务要求医院在特色服务、有情服务、知识服务这三方面实现创新。

特色服务创新：医院的服务绝不是简单地模仿别人的服务，它要求有自己的医院服务特色，并能够将这些特色不断地发展创新。医院特色服务的创新途径有以下几个方面：

第一，注意对患者期望值的把握。认真听取患者的反映以及修改的建议，探求患者期望得到哪些服务，把焦点放在最重要的患者身上，制定出满足和超越这些期望的策略，以独特的服务方式区别于竞争者，无疑是服务创新的基本出发点。

第二，善于利用患者的抱怨。患者的抱怨往往表明服务有缺陷或服务方式应当改进，这正是服务创新的机会。

第三，服务要有弹性。不同的服务对象有不同的期望及需要，因此，良好的服务需要保持一种弹性。医院服务有很多难以衡量的东西，一味追求精益求精，非但难以做到，反而容易作茧自缚。

第四，人比规则更重要。创新就是要打破一种局以创造一种新的格局，最有效的策略就是向现在的规则挑战。挑战的主体是人。通常，患者对服务品质好坏的评价是根据他们同医务人员打交道的经验来判断的，一家著名的医院可能会因为个别医护人员冷淡的态度而留下不好的印象，因此，人员的素质不容忽视。

第五，假定推测的创新。服务是靠患者推动的。但是，有时患者不一定对自己的欲望和需要了解得很清楚，这就需要我们大胆去推测，勇于创新，引导患者的消费潮流。

3. 增加特色服务

由于现代医疗服务消费的个性化趋势和医院服务的特殊性，还应该针对患者的特殊需求，努力开发特殊的服务项目，即使是普通的服务产品，也应根据医院自身的人才优势和资源优势，实行差异化服务产品，确立服务特色，树立医院的服务优势。增加特色服务主要应满足以下几点基本要求：

（1）关心患者。向患者献出爱心；适时缓解患者压力；重视患者的感受；满足患者的安全感觉；与患者交流。

（2）方便患者。主要在医前、医中、医后三个环节中提倡创新服务。为患者提供就医前服务，做好患者的咨询、预约等工作。主要点子是提供免费咨询、赠送宣传资料、调查患者需求等。就医中服务，要出色完成与患者的面对面服务，主要是提供舒适的就医环境、导诊服务、健康培训、礼貌待客、热情询问解答、节省时间、收费合理等。就医后服务，是对患者的健康情况进行跟踪了解。

（3）和为贵。医院提倡微笑服务、有情服务、超前服务、细微服务，服务于病人开口之前，给病人以"家"的感觉，应成为每位医务工作者为之奋斗终身的目标。

4. 突出文化服务

随着人们文化层次的提高，积极提高人们生活质量、促进精神文明建设的文化服务项目，并努力增加传统服务中的文化含量，提高服务产品的文化品位，丰富服务产品的文化内涵。这样，就能进一步提高服务产品的附加价值，更好地满足广大患者的服务需求。

5. 引入网上服务

利用互联网开发网上服务项目，如网上咨询、网上诊疗、网上教学等等，以适应知识经济时代的服务消费需求。

服务即是交际，交际是人类与动物的主要区别，交际是人与人之间思想感情的交流，它也是进行优质患者服务的重要环节。掌握一定的交际心理，运用交际技巧，就能与患者达到更好的交流。做到这些首先要仔细观察分清不同类型的患者行为，以及他们的行为特点，真正用患者的"语言"与他们交流，通过正确的发问方式，认真地聆听、解决他们的问题，心平气和地对待患者、理解患者，使医院服务达到一个新的高度。医院服务是医院文化建设的重要部分，无法做到面面俱到，只能靠所有人员共同的努力才能达到理想的目的。

三、医院文化建设的实施程序

（一）组织和舆论准备

第一，成立医院文化建设领导小组，明确医院主要领导者在医院文化建设中的责任。

第二，更新、明确医院文化部门的工作职责，工作重点由党群思想政治工作向医院文化建设及管理转移。

第三，配合医院工作流程改革，重新设计工作流程与制度，以提高工作效率为中心，尽量从制度设计上去除推诿拖拉、抢功争利的积习。关键是"务实高效"。

第四，进一步健全与完善工作制度和责任制度，形成系统的制度体系，尤其在激励制度上要深化改革。

第五，结合医院战略定位，设计医院（企业理念识别系统 CIS）。

第六，普及医院文化常识，让中高层管理者理解医院文化的概念、内容、作用；明确医院文化建设在医院管理中的地位与作用；让各管理层明确目前在医院建设统一医院文化的可能性、必要性、紧迫性；了解国内成功的组织文化建设状况。

第七，为深化用工制度改革做好舆论准备。主要抓观念转变，彻底破除铁饭碗、铁工资、铁交椅制度，清除等、靠、要思想，树立竞争、效率、公平、改革意识。

第八，配合医院战略实施，明确医院职能部门工作职责，在主动服务于临床一线的同时，切实改变工作作风。

（二）文化建设全面推进

第一，明确医院文化建设目标，并将目标进行分解成具体的工作任务和指标。

第二，根据工作任务制定预算，落实医院文化建设经费。

第三，制定医院文化更新的进度表，有计划地推行文化创新。

（三）文化建设维护

第一，建立医院文化维护制度，从人员、资金、制度各方面保证医院文化建设的落实。

第二，收集来自员工和社会公众的反馈信息，持续改进医院文化。

第三，关注社会环境的变化，评估环境变化对医院文化的影响，使医院文化适应环境的变化。

第四，借鉴 PDCA 质量改进模式进行文化建设，文化观念及行为习惯的转变是渐进的，因此医院文化建设也是一个循序渐进、不断提升的过程。

第五，定期通过问卷和座谈方式检查文化建设的成效。

第六，制定改进方案和下步计划，并下达各部门严格执行。

第七，多种方法有机结合。

第八章　医院经济管理的模式创新探究

第一节　医院经济管理面对的新环境

在市场化竞争体制下，我国开始了医疗卫生制度的创新及改革，这就使得医院需要制定良好的经济管理方针，并在不断变化的市场经济体制改革下，把握医疗市场的实际发展规律，提高医疗人员和管理人员的专业水平及实践能力，逐渐创新并优化医院经济管理工作模式，确保医院能够在提升经营管理效率和质量的同时，建立健全经济发展规划，进而推动医院的健康稳定发展。

一、医疗政策改革带来的新要求

服务收费、药品加成等因素在很长一段时间之内已经成为医院经济补偿的重要来源，这就使得国家在取消药品加成后，医院在实际经营管理中得到的经济补偿来源降低，这就需要医院充分考虑人民群众的经济情况，根据人们的就医难度和药品价格承受范围进行调查，使医院能够对药品的价格定位进行调整，有效减轻病患在治疗中的资金负担。与此同时，国家还需要最大程度发挥自身在药品价格调控工作的职能，确保药品调控工作不受其他各项因素的影响。总的来说，我国现阶段针对药品价格和医保政策的改革是一个漫长的过程，这就使得医院在实施医疗政策改革时，严格遵循医疗政策改革对药品的更高要求，快速建立各项补偿机制，推动医院更好地创新并优化经济管理工作。

二、审计监督的不断调整

在新形势的背景下，医院也增加了对审计工作的实际管理和控制力度，对医疗行业带来了非常大的影响。在我国医疗行业会计制度改革前，每年度开展一次会计审计工作，而在进行会计制度改革之后，每年度和每季度都要进行会计审计工作，设立了一种专业性比较强的先进审计工作模式。且随着医疗改革的进行，医院开展会计审计工作的要求更加严格，直接增加了医院会计审计工作的范围，所以，医院就需要立足于资金安全和财务管理制度要求，充分贯彻并落实国家相关政策。并且，医院还需要加强在审计期间的监督，满足审计工作的监督要求，提高对审计工作的监督力度和管控力度。

同时，伴随医疗行业的发展，医院相关工作人员还需要研究审计工作实际开展情况，并充分结合医院经营管理内容，对审计工作进行整改，确保医院相关工作人员能够定期向上级部门汇报审计监督工作内容。而对于一些医院经营发展的重点政策来说，还需要审计监督和管理人员快速发现医院经营管理中存在的问题，进而完善医疗行业的财务审计制度，加强对医院财务会计工作的管控，预防医院在经济管理工作的创新过程中出现任何违法违规行为。

三、财税管理体制改革的推进

我国经济发展进入新常态以后，医院在实际经营发展中还需要遵循上级要求，及时调整医院自身的经济管理模式，避免经济管理工作在实际开展中违背国家会计准则相关要求。并且，由于医院在运营管理中事项较多，这就需要相关工作人员明确经济管理工作开展的重要事宜，推动财税体制改革，对预算编制工作相关内容进行公开、优化和调整，进而为预算绩效管理任务的贯彻落实提供有力支持。

第二节　医院经济管理模式的优化对策

一、积极树立正确规范的经济管理观念

医院所有工作人员都需要重视经济管理相关工作，将经济管理工作当成医院日常运行的重要环节，且医院管理层还需要明确经济管理对医院规划发展的作用，确保医院相关工作人员能够树立正确的财务管理意识，并严格按照财务管理工作的相关要求，充分落实各项经济任务。医院财务管理人员要严格按照国家相关制度和要求，以推动财务管理制度改革工作的顺利开展，全面掌控并监督财务管理工作，在财务管理中充分贯彻监督管理任务。对此，财务人员要在日常运营管理中及时锁定任务目标和发展方向，明确医院内部各个工作岗位的职责，制定更加有效的财务管理监督制度以及绩效考核方案形成对员工的鼓励，使医疗人员的工作热情保持在最佳状态。也就是说，医院在建设激励制度的过程中，要严格按照当前区域社会经济发展水平和基础设施建设范围，适当提高医院财务人员的薪资福利水平，促使医院工作人员能够通过合理的薪资报酬获得满足感，提高工作积极性，全面提升医院财务岗位对高校人才及社会人才的吸引力。

医院在运营发展中需要重视资金使用情况和管理制度，促使医院通过科学合理的方式，开展对资金使用的控制，进而确保资金运行工作的安全性、规范性以及可靠性。所以，医院经济管理人员需要严格按照国家相关制度，明确经济管理的目标，树立正确的经济管理理念。随着医院经济管理活动实际开展范围的逐渐扩大，要求财务管理人员以更好

的方式开展财务预算，建立健全绩效评价制度，通过医院成本管控和战略发展方向等内容，充分贯彻医院运营发展中的各项任务及目标。且随着医院内部各项经济活动的顺利有序开展，医院还需要明确经济管理的具体要求，加强人力资源管理，建立一支高素质、高质量的人才团队，为医院运营管理成本和财务管理工作的开展奠定坚实基础，增强医院对专项资金的利用效率。

此外，医院领导在运营管理过程中，需要重点关注各项经济活动的实际开展情况，及时发现经济活动中存在的不足，只有医院在实际规划发展中严格按照自身经营管理需求配置对应人才，才可以建立一支高质量、高素质的经济管理团队，进而促进医院经济管理活动的顺利开展。因此，医院需要做好人才引进和聘用工作，并加强对内部工作人员的培养和教育，确保经济管理部门的独立性以及规范性，促使医院严格按照经济管理工作实际需求，推动人才引进聘用制度并加强在职人员的培训教育，确保在职的经济管理人员能够具备更加专业的能力，使其能够胜任经济管理的各个工作岗位。

二、不断完善经济管理制度

（一）改善外部管理环境

第一，医院需要优化自身收入结构。对于医院日常经营管理来说，医疗体制的改革对医院收费结构的限制比较大，这就需要医院管理人员加强各项收入的规范化以及透明化，确保医院在各项制度实施的过程中，从直接收入朝着预算收入方式逐渐过渡。

第二，医院需要对现有的医疗卫生资源进行优化整合。医院在实际发展中需要加强规模扩张，并重视对医疗资源的优化整合，利用资金管理和人才技术的支持，实现医院内部医疗信息共享，优化整合各项医疗资源，提升我国基层医疗卫生结构的服务质量和经济效益。

第三，医院需要优化服务模式。医院在实际运营发展中需要突出自身的特色医疗服务，始终坚持奉献社会、促进健康的运营管理宗旨，全面提升医院的医疗服务水平，建立以人为本的核心医疗服务模式，将健康管理工作逐渐渗透到医院临床工作中，在医院内部形成集预警、评估、干预为一体的健康管理模型。

（二）加强内部管理

第一，医院需要逐渐改革薪酬福利制度，并采取协议工资制度或者是年薪制度，确保薪酬结构和绩效工资制度的优化。也就是说，医院只有打破传统的以药养医的发展模式，将患者满意程度和医药占比等因素加入绩效考核之中，全面考核医疗人员的实际工作量、患者满意程度和岗位难易程度，在迎合现代化医疗行业发展特征的前提下，逐渐完善并优化医院的内部激励机制。

第二，在医院内部实施全成本核算，医院在进行全成本经济核算的过程中，需要对核算单元进行细化，并采取多级别的管理模式，对医院和各科室进行管理。例如：有些科室只关注医疗卫生材料的消耗需要单位，有些科室只关注医疗设备的使用性能等，这种明确分工能够实现医院医疗成本的降低，并减少患者医疗费用的支出。

第三，医院需要加强信息技术在医疗工作中的应用，确保医院能够在医疗服务中灵活运用信息技术，积极研发自助服务、线上挂号服务和一卡通服务，并通过经济管理理念和信息技术的充分融合，利用信息手段提高医院的经济管理能力，最终在医院内部形成一个良性循环。

第四，医院需要提高经济管理制度的执行能力，确保经济管理规章制度能够紧跟现代化医院经营发展步伐，并对医院内部经济活动开展内容和方式进行及时调整，在医院工作人员处理新业务工作的过程中，适当插入模板化的管理模式，加强制度流程化、流程岗位化、岗位职责化、职责表单化、表单信息化，确保医院经济管理规章制度能够与经济管理实践相结合，便于医院工作人员理解经济管理工作流程。

三、加强经济管理信息系统建设

医院在开展经济管理工作的过程中，医院领导和管理人员需要充分考虑经济管理信息数据逐渐增加的情况，在加快经济管理信息化建设的基础上，设置符合医院发展和经济管理工作需求的信息系统，确保医院能够通过动态化、科学化以及定量管理工作，完成医院经济管理信息建设的既定任务和目标。医院在实际经营管理过程中，经济管理工作信息系统建设需要投入大量资金，调动专业型信息人才，并提供相应的设备和技术，才能确保经济管理工作和医疗管理工作能够充分融合，实现医院多部门之间的相互协同、密切沟通，促进经济管理工作的顺利完成。

与此同时，平台结构的优化是医院经济管理工作中的重点，平台结构能够确保各项医疗信息系统发挥自身作用和价值，解决医院经济管理工作中存在的问题和不足之处，促使相关工作人员明确医院各类医疗品的出入库时间以及固定资产来往去向。在这样的背景下，医院才能充分利用经济管理信息系统，做好医疗物品运输过程中的追踪，进而做好成本管理和控制工作，促使财务管理人员能够及时了解病患的医保使用情况，在整理财务信息的同时，加强医院扣除医疗费用的准确性，进而确保医院经济管理工作的顺利开展。

综上所述，医院需要在实际经营管理过程中重视经济管理工作，确保经济管理模式能够在各项活动开展中充分发挥自身作用，明确医院在经济管理阶段的工作职责，促使医院在树立正确经济管理理念的前提下，逐渐完善并优化经济管理制度，提升医院运营资金管理的利用效率，通过加强经济管理信息系统建设，使医院内部各科室能够实时共享并传输各项医疗信息，推动医院的长远稳定发展。

第三节　数字化医院经济管理模式实践

近年来随着我国经济的不断发展，人们的生活水平也在不断提高，促进了我国医疗卫生行业的发展，随之而来的是我国医疗卫生事业改革的不断推进，在医院的经营管理中，使用数字化的经营管理模式势在必行。当前我国处于大数据的时代，在医院的经营管理过程中采用数字化、信息化的管理模式，能够在一定程度上降低医院的经营成本，提高了医院的经营管理水平和医疗服务质量。在医院的实际经营管理模式当中使用"可视化""数字化""一体化""智能化"，可以提高我国医院的经营管理水平，提高医院的决策经营能力，更好地促进了我国医院数字化的可持续发展。

一、数字化医院经济管理模式研究的背景

我国传统的医院经营模式是粗放式经营为主，主要特点是方法单一，不能跟随时代的发展而变化，医院的经营管理效率低下对于医院的发展以及进步会带来不利的影响。当前医院采用数字化的管理模式，为医院的发展带来新的机遇，也为管理带来新的挑战。数字化医院的经营管理模式在我国实行于 20 世纪 90 年代初，并且在 20 世纪 90 年代末得到了广泛应用。在数字化的管理模式中，具有管理范围广、覆盖面积大的特点。管理范围包括了医院中各个部门，管理效果也非常显著。同时在医院实行数字化的管理模式当中，遵循国家出台的有关医疗卫生体系的要求和医疗卫生保障制度，奠定了数字化医院经济管理更好发展的制度基础，在国家要求的标准下进行数字化医院经济管理模式的创新，管理创新内容主要是将医疗和护理分开进行核算、实行全天制的医疗服务等，数字化的经济管理模式也在员工、各部门的绩效管理、医院成本核算等一系列工作中积极实施。

如何在传统经营模式下将数字化经济管理模式融入医院的管理过程当中，需要医院借鉴我国现代企业的经营管理创新模式，将数字化渗透到医院的战略决策当中，用数字化的手段解决医院的医疗卫生服务问题，站在自身医院发展的角度，更好地完善数字化的现代管理模式。

二、数字化医院经济管理模式结构的具体分析

使用数字化的医院经济管理模式，就是通过技术创新、体制改革、管理模式的创新过程实现经营管理模式的创新，随着我国数字化建设的不断深入，医院数字化改革的不断进步。

（一）深化患者医疗付费和服务评价的一卡通服务

在患者医疗付费和服务评价的一卡通服务中，患者在医院就诊的过程当中实行"患者不动，信息流动"，就是患者在就诊的过程当中不用去各个部门进行办理业务，而是将信息的流动代替了人员的流动，这样极大程度上增加了办事效率，缩短了患者在医院当中的就诊时间，使就诊成为一件简单的事情。此外，医院在患者就医的过程当中，也简化了就医流程，提高了医院整体的工作效率，将资源利用率最大化，提升了医院的经营管理水平。患者可以根据在医院就诊的实际情况，通过数字化的管理模式，对医护人员以及医院进行打分，可以做到站在患者的角度客观地对医院的实际情况进行评价，并会作为医护人员最后的绩效考核标准之一，对优秀的医疗工作人员起到了鼓励的作用，形成医院、患者、银行的互利共赢的局面。

（二）加强物流资源的可视化管理

可视化的经营管理模式就是医院通过可视化的经营管理模式，对医院中的物资进行创新管理。物流管理人员通过可视化的管理可以对物流的整体状态以及物资的储存情况进行很好的了解，并且针对运输以及储存过程当中出现的问题，及时采取相应的解决措施，对于各项管理工作进行评估化管理，从而对管理模式进行不断优化，减少了中间环节，人力、物力、财力等得到合理应用，减少了工作误差，更好地强化了监督管理机制，提高了工作效率，从而使医院的经济效益得到了提高。

（三）注重成本控制的精细化

成本的控制以及核算是医院经济管理模式中最为重要的内容之一。成本核算主要功能就是在医院制定战略经营目标之后，财务部门要计算出一定时间内医院的经营成本情况，通过使用科学、规范化的成本核算方案，将成本核算落实到实际管理工作当中来。对于医院各个科室的支出以及成本核算要严格进行控制，加强成本预算的约束力，争取在支出之前就对成本进行大致的估算，做好成本的精打细算，并且要立足于当前医院的实际情况，处理好成本和支出的管理。对于成本控制要合理、科学地实施，从而实现医院"精细化"的管理模式。

（四）注重绩效考核的数字化评价

对于员工的绩效工资考核方案，需要按照医院的实际发展状况进行实时变化绩效考核方案，要对绩效工资考核方案实施全过程的跟踪评价，针对不足及时进行改正，站在医院发展的角度合理实施绩效工资考核方案。实施"数字化的成绩考核体系"，才能符合当前医院的发展要求。医院的管理人员以及考核体系的制定人员要全方位考虑医院的实际发展战略目标，将其进行细化，将目标落实到每个负责人，确定员工在实际工作中的具体职责和绩效目标，将战略目标向量化方向转变，在审核的过程当中要保证审核方法科学、有效，对医院每个科室以及岗位进行科学化的管理模式，实行公开、公正的考核。

（五）实现经营决策的智能化

要实现决策的智能化，首先就要建立数字化的管理经营平台，将医院的经济管理实现数字化的处理模式，并且利用专业的理论和科学的管理方法，医院的资金投入、产出、医院效益、工作效率等情况，从而提升数字化管理在决策当中辅助作用。

三、数字化医院经济管理模式的评估

（一）信息化与现代管理相结合

医院实行数字化的管理模式离不开现代管理模式，并且二者是处于相辅相成的关系，医院实行现代化的管理模式改革离不开当下数字化的发展，数字化、信息化的发展最后也要在医院的经营管理模式中呈现。离开了医院这一管理平台，数字化、信息化的管理模式也就是空谈，不会起到其应有的作用；离开了信息化、数字化的管理模式，医院在经济管理中就没有发展的基础。

（二）提升数字化经济管理模式的效能

随着我国医疗卫生行业的不断发展，医疗卫生改革也在不断深入，医院为了在激烈的竞争当中找到一席之地，就要对自身的管理模式进行创新，完善医院经营管理制度，只有这样，医院才能实现稳定、健康的发展。精细化、数字化、网络化、系统化的管理模式，是数字化医院经济管理模式的核心内容，将其有机结合，才能更好地实现医院经济管理模式的创新。

总之，我国数字化的医院经济管理水平正处在发展的时期，并且通过管理水平的不断提升，对我国未来医疗卫生行业起到了非常重要的作用，医院经营管理模式的创新可以在一定程度上促进我国医疗事业的可持续发展。

第九章　医院技术发展与智慧医院建设

第一节　质量强院与技术兴院

质量强院与技术兴院是医院技术发展的重要策略。通过建立健全的质量管理体系，合理规划和投资技术设施，以及加强技术人员的培训与发展，医院将能够提高医疗服务的质量和效率，不断提升整体技术水平，为患者提供更优质的医疗服务。

一、建立医院质量管理体系

在医院技术发展中，质量管理是确保医疗服务安全、有效和高质量的基础。

一个健全的医院质量管理体系对于提高医院整体技术水平至关重要。首先，质量管理在医院技术发展中的重要性不可忽视。高品质的医疗服务不仅关乎患者的生命健康，还影响着医院的声誉和信誉。医院质量管理体系应该涵盖所有医疗过程，从患者接待、诊断、治疗到后续的康复和随访，以确保患者全程受到安全、规范和专业的医疗服务。其次，医院质量管理体系的基本框架通常由国家和国际标准指南制定。这些标准可能包括 ISO 9001 质量管理体系标准、医院认证标准、医疗服务流程和准则等。医院管理团队需要了解并采纳这些标准，并根据本院的实际情况进行调整和完善。

（一）建立医院质量管理体系的基本思路

1. 学习医院评审标准要求，围绕"三个转变""三个提高"进行策划

医院评审标准的核心目标和要求，就是让医院通过"三个转变"，开始实现"三个提高"。

"三个转变"是在发展方式上，要有规模扩张型转向质量效益型；在管理模式上，要从粗放的行政化管理转向精细的信息化管理；在投资方向上，公立医院支出要从投资医院发展建设转向扩大分配、提高医务人员收入水平。"三个提高"则是提高效率，通过资源纵向流动提升服务体系整体绩效；提高质量，以临床路径管理为抓手，加强医疗质量管理；提高待遇，通过提高和改善医务人员生活待遇以切实调动医务人员的积极性。

2. 学习和运用 ISO 9001 质量管理体系标准，围绕医院质量管理体系的有效性进行体系策划

（1）医院质量管理体系核心内容是制定医院质量方针和质量目标，并为实现目标提供必须的资源保证，包括人力资源、基础设施和工作环境等。

（2）评价医院质量管理体系的有效性。包括：①医院为患者提供服务的所有过程（流程）是否都已经建立了规章制度并得以规范；②医院全体员工的职责是否都已明确；③是否已经按照医院的规章制度实施；④实施是否有效。

（3）推动医院质量体系运行的关键是开展群众性质量活动。精心策划和开展群众性质量活动，推动质量管理体系的运行，如"学标贯标知道做到""安全行动""第三方促进"以及"小措施大安全"等活动。

3. 学习和运用国外医院先进管理方法和技术，围绕医院持续质量改进进行策划

主要包括学习和运用策划—实施—检查—改进（PDCA）、持续质量改进（CQI）、根本原因分析（root cause analysis RCA）、脆性分析、潜在失效模式和后果分析（failure mode and effects analysis，FMEA）等，以提高医院质量管理的科学性。通过对医院现状进行分析，总结经验，找出差距和问题，进行完善和改进。

（二）医院质量管理体系的关键环节

按照 PDCA 循环理论，提炼出文件控制、记录控制、内部审核、不合格管理、纠正措施和预防措施，作为医院质量管理体系运行的六个关键环节。

1. 文件控制

（1）内容和要点：主要包括文件的编写和审批；文件的发放；文件的评审；文件的更改；文件的保存及销毁；外来文件控制；文件管理；记录以及非纸张性文件的控制，即分类、要求、签署、贮存和更改。

（2）实施要点：文件控制就是计划 P，文件支持和贯穿医院质量体系中的各个过程运行的始终。要把医院患者服务实现的每个过程都形成文件，包括规章制度、规范、职责和标准，才能实施。一是按照 ISO 9001 策划，医院质量体系文件由质量手册、质量体系程序、标准操作指导书（SOP）、记录和外来文件组成。二是在现行的医院规章制度和职责的基础上，按照医院评审标准建立医院质量手册和控制程序。三是强化其"文件"观念，即管理所有文件的文件。确保文件发布前得到批准、及时修改与更新文件、在使用时可获得有效版本的适用文件、外来文件和作废文件的管理。四是落实"写自己所做的，做自己所写的，检查自己做过的，纠正自己做错的"制度编写基本要领。五是文件编写在 PDCA 循环中是 P 的部分，但是更为重要的是文件编写的 P 的部分应该包括 PDCA 的全过程，特别是在 SOP 层面上的制度，一定要经过由初始制度、到实施、再到检查和修正，最后形成与实际工作相符、有效性强的制度。这个过程也就是 PDCA 循环的大环套小环。

2. 记录控制

（1）内容和要点：质量记录的标识、贮存、保护、检索、保存期限和处置所需的控制。

（2）实施要点：记录就是医院质量体系运行和实施的表现形式，就是PDCA循环中实施D的部分，是体系建设的重点部分。因此，对于记录控制首先需要精心策划，如分类（临床诊疗、管理）、档案（电子）、标准化等。对照医院评审标准将记录分类如下，并在医院办公自动化系统上定期公布医院管理和质量管理记录，一方面形成医院管理的常态化，另一方面加强医院内部沟通。

一是医院管理。包括：①规划、计划与总结。医院、各个委员会、各科室。②会议。院周会；院职能科室会；院长办公会；各委员会；职工代表大会等。③人力资源。资质认证与授权；个人档案；年度考核。④培训。年度培训计划；各类培训年度（医疗、护理、其他人员）目录和原始记录；新员工培训计划及原始资料；安全、法律法规等管理培训资料；重要项目培训记录，如心肺复苏、消防演练、应急演练等。

二是质量管理，包括：①质量检查和考评。各个委员会质量控制与检查资料；各个职能科室质量控制与检查资料；医院内部审核资料；月质量检查资料等等。②质量活动。QCC活动目录及原始资料；③质量项目。例如：落实国际安全目标；优质护理服务示范工程；抗生素专项整治；临床路径；单病种质量等等。④质量改进。不良事件报告及分析；质量指标数据监测（医院运营基本监测指标；住院患者医疗质量与安全检测指标；单病种质量监测指标；重症医学质量监测指标；合理用药监测指标；医院感染控制检测指标）。

三是风险管理与评估如：失效模型（FMEA）、有害物质风险评估（HVA）、医院感染风险评估（ICRA）等；质量改进报告等等。

四是部门或科室。包括：计划、总结、科内学习及培训、会议、质量活动等。

五是医疗护理。以病历为基础的患者诊疗资料，包括电子病历中各种影像资料；患者诊疗过程中的过程资料，如监护资料、患者知情同意告知资料、医疗过程管理资料等。

3. 内部审核控制

（1）内容和要点：内部审核要区别与医院常规性的质量检查和考评。要组织管理专家或者外请专家对照医院评审标准，完全模拟外审过程，对医院进行全面的质量体系的流程、职责以及有效性审核。通常1年做1次。

（2）实施要点：内部审核是PDCA循环中的C检查部分，是医院主动和自行采取的一种质量检查的方法，是医院质量体系中质量改进的最重要措施。

一是内部审核内审员培训，实际上是一种有效的学习过程。医院选出的评审员，包括科室主任、护士长、医师、护士、技师、药师、工程师等，覆盖全院各个科室或部门，他们具有既是医院评审员又是医院实施质量体系的骨干。

二是内部审计外请"第三方"效果好。例如，医院可以请第三方医院管理专家团队检查指导，他们通常以暗访方式，即不暴露身份，以病人或病人家属身份对医院进行调查和检查。每次 2~3 位专家，以专题为主，例如：护理、药品管理、医院感染控制等，最后模拟医院评审，包括：规章制度和文件、医疗护理（流程、患者评估、患者权利与义务、手术、药品管理、麻醉、健康教育等）、环境设施设备等。针对医院的系统问题、执行力问题、管理问题提出改进建议，对医院质量体系建设起到良好的促进和推动作用。

4. 不合格项目、纠正措施和预防措施的控制

与标准对照找出不合格项目，针对不合格项采取纠正措施和预防措施，把这 3 个控制连成一体，这就是 PDCA 循环中的 A 部分。

（1）不合格项目。不合格就是不符合标准要求，包括：项目不合格、流程不合格、服务不合格等，不合格控制应覆盖医院管理的全过程。可分为：①医疗事故、医疗差错、医院警讯事件、医院不良事件、差错和近似差错。②医疗纠纷和患者投诉。③各类质量检查报告，如内部审核报告、医院质量分析报告、满意度调查、自我评价结果所提供的缺陷内容等。

（2）纠正措施。纠正措施定义为消除已发现的不合格或其他不期望情况的原因所采取的措施。纠正措施控制内容：①确定不合格与其原因。②评价、确定和实施不合格不再发生所需采取的纠正措施。③记录和评审所采取的纠正措施结果。④验证纠正措施是否实施，是否有效，纠正措施实施情况是否有据可查，是否有文件修改并坚持执行。纠正措施应采用 5W1H，即定其具体措施内容（what）、责任者（who）、地点或岗位（where）、时间（when）、如何完成（How）以及为何这样做（why）。必须进行书面或表格描述，并按此描述实施，达到整改的目标。例如医院不良事件管理，采取积极主动上报不良事件措施，对所发生的不良事件尽早采取相应应对措施，把危害降低到最低。

（3）预防措施。预防措施定义：为消除潜在不合格或其他潜在不期望情况的原因所采取的措施。纠正措施是防止再发生，而预防措施是防止发生。预防措施控制要点：①识别潜在的不合格及其原因；②确定并确保所必须的预防措施的实施；③记录采取措施的结果；④评审所采取的预防措施。

以验证所采取的预防措施是否已将潜在不合格的原因消除了，是否能够防止不合格的情况发生。预防措施应用：由于预防措施是防止不合格情况发生，因此，预防措施的应用一定围绕患者安全进行。主要包①自然灾害，如台风、地震、海啸、洪水等，技术类故障，如电力故障、供水故障、蒸汽故障、通信故障、信息系统故障等，大规模医疗/感染事件、大规模危险品伤亡事件和内部放射性物质暴露等。②医院不良事件。③患者安全目标。预防措施实施①领导作用与全员参与。②应急预案与演练，其中消防演练每年必须进行一次。③掌握质量管理工具的应用，如潜在失效模式和后果分析（FMEA）、灾害脆弱

性评估（HVA）。

二、技术设施建设与升级

技术设施是医院提供高质量医疗服务的重要保障。分析现有技术设施的状况和不足是技术设施建设与升级的第一步。医院管理团队应该对现有的设施进行全面评估，包括设备的功能、性能、更新程度以及是否符合最新的医学标准。

在分析的基础上，医院需要明确技术设施升级的必要性和可行性。一方面，医院可能面临设备老化、性能不足等问题，需要进行设施的更新换代；另一方面，技术的不断进步和医学知识的不断更新，也要求医院引入先进的技术设施，以提供更精准、高效的医疗服务。

技术设施建设与升级需要大量的资金投入，因此，合理规划和投资是非常重要的。医院管理团队应该结合医院的战略发展规划，确定技术设施建设的优先级和规模。在筹资阶段，可以考虑多种渠道，如政府拨款、引入社会投资等，以确保设施建设的资金充足和可持续。

同时，技术设施升级也需要与技术人员培训和发展相结合。新设备的引入可能涉及新技术的应用，因此，医院需要培训现有的技术人员，使其熟练掌握新设备的操作和维护。此外，医院还应该吸引优秀的技术人才，为技术设施的运行和发展提供有力支持。

三、技术人员培训与发展

技术人员是医院技术发展的核心力量。他们的专业水平和素质直接关系到医院技术水平的提升和医疗服务的质量。

首先，技术人员在医院技术发展中的作用不可忽视。他们负责医疗设备的操作、维护和技术支持，参与医疗诊断和治疗过程，直接影响患者的治疗效果和安全。因此，医院需要重视技术人员的培养和发展，提高他们的专业水平和综合素质。

全面的技术人员培训是提高医院技术水平的关键。培训内容应该包括医疗设备的基本原理和操作、新技术的应用和推广、医院质量管理标准和流程等。培训形式可以多样化，包括理论教学、实操训练、病例讨论和学术交流等。医院可以组织内部培训，也可以鼓励技术人员参加外部专业培训和学术会议。

除了培训，技术人员的职业发展也是非常重要的。医院应该建立健全的职业发展路径，为技术人员提供晋升和发展的机会。例如，设立高级技术岗位，鼓励技术人员参与科研项目和学术交流，提高他们的职业地位和影响力。

此外，技术人员的激励机制也是医院管理团队需要考虑的问题。技术人员通常需要具备较高的专业知识和技能，他们对医院技术发展的贡献应该得到合理的认可和回报。因此，医院可以通过薪酬激励、绩效评估和职称评定等方式，激励技术人员发挥他们的潜力和创造力。

第二节　科研盛院与人才鼎院

通过建设优秀的科研团队，合理规划和管理科研项目，以及重视人才培养和晋升，医院将能够不断提升技术水平和创新能力，为患者提供更先进、更有效的医疗服务。这将进一步巩固医院的技术领先地位，提升医院的学术声誉和社会影响力。

一、科研团队建设

科研团队作为医院技术发展的核心，其组成和发展对医院的科研水平和技术创新能力至关重要。科研团队由多个学科背景的研究人员组成，包括医生、护士、技术人员和研究员等。这些人员汇聚在一起，共同致力于解决医学领域的重大问题，推动医院技术的创新与进步。

科研团队的建设首先需要吸引和培养优秀的科研人员。医院应该提供良好的科研环境和条件，为科研人员提供充足的资源和支持。招聘过程中，应该注重对人才的选拔，挑选具有优秀学术背景和科研潜力的人员加入团队。此外，还可以通过与科研院校合作、引进海外优秀人才等方式，拓展科研团队的人才来源。

科研团队的协作和创新是其成功的关键因素。医院管理团队应该鼓励不同学科的研究人员之间进行交流与合作，推动多学科交叉融合的研究。科研人员应该积极参与学术交流和合作项目，分享经验和资源，共同攻克科学难题。此外，创新也是科研团队的核心动力。医院应该鼓励科研人员进行自主创新，支持他们探索新的研究方向和方法，为医院的技术发展注入新的活力。

二、科研项目管理

科研项目是医院技术发展的重要推动力。通过开展科研项目，医院可以解决实际临床问题，推动技术创新和进步。因此，科研项目的管理至关重要。首先，科研项目的规划应该紧密结合医院的发展战略和科研方向。医院管理团队需要明确科研项目的目标和预期成果，合理分配资源，确保项目的顺利实施。

在科研项目实施过程中，需要进行有效的监督和协调。医院可以设立科研项目管理办公室，负责项目的跟踪和监管，及时发现和解决项目中的问题。同时，医院还可以建立科研项目评估机制，对项目进行定期评估和总结，及时调整项目方向和进度。

科研项目的成果转化是其最终的价值所在。医院应该鼓励科研人员将研究成果转化为实际的医疗应用和技术创新。为此，医院可以加强与企业和产业界的合作，推动科研成果的转化和推广。同时，医院还应该完善科研成果的知识产权保护和转让机制，激励科研人员投入技术转化的工作中，使科研成果最大化地发挥社会价值。

三、人才培养与晋升

医院人才培养是科研团队建设的重要组成部分。医院应该建立健全的人才培养体系，为科研人员提供广阔的发展空间。

首先，医院可以开展科研人员培训计划，提供丰富多样的培训课程，包括学术研讨、技术讲座、学术会议等，提高科研人员的学术水平和综合素质。

其次，激励优秀科研人员的重要性不可忽视。医院可以根据科研人员的学术成果和贡献，设立科研人员的荣誉称号和奖励机制。同时，医院还可以提供科研项目经费和学术经费，鼓励科研人员参与科研活动和学术交流，提高他们的学术地位和影响力。

此外，科研人员的晋升和职业发展路径也是医院需要重视的问题。医院可以建立科研人员的职称评定和晋升机制，根据其学术成果和贡献，提供晋升和职业发展的机会。医院还可以为科研人员提供更广阔的学术平台和发展空间，鼓励他们在学术领域取得更高的荣誉和地位。

第三节　中心实验室与创新立院

一、医院中心实验室建设

医院中心实验室作为技术研发和创新的核心平台，在医院技术发展中发挥着重要的作用。中心实验室拥有一流的设备和专业团队，可以开展高水平的科研项目和技术创新，为医院的技术提升和发展提供有力支撑。

首先，医院中心实验室的作用和功能应该得到明确定义。中心实验室可以作为医院技术研发的重要平台，承担关键技术的研究和创新。它可以提供技术支持和咨询服务，为医院的临床诊疗和医学研究提供必要的支持。此外，中心实验室还可以与其他学术研究机构和企业进行合作，共同推动医学科技的发展和转化。

其次，规划和建设高水平的中心实验室需要科学合理的策划和投资。医院管理团队应该根据医院的科技发展规划，确定中心实验室的建设方向和目标。投资建设中心实验室需要充分考虑设备的更新换代、技术人员的培养和培训、研究项目的资金支持等方面，以确保中心实验室的运行和发展。

中心实验室在医院技术发展中的应用和发展方向也是需要深入探讨的问题。中心实验室应该紧密结合医院的技术需求和发展战略，开展前沿技术的研究和创新。医院可以加强与高校和科研院所的合作，引进先进的技术和设备，提高中心实验室的技术水平和影响力。同时，中心实验室还应该鼓励科研人员开展多学科交叉合作，推动技术的交叉融合和创新。

二、营造创新文化

创新文化是医院技术发展的重要推动力。它强调鼓励和支持创新思维、勇于尝试新方法和解决方案的能力。在医院技术发展中，创新文化的营造对于促进技术创新和提升医院的技术竞争力具有重要的意义。

创新文化的营造首先需要医院管理团队的重视和领导。医院领导应该明确强调创新在医院技术发展中的重要性，将创新作为医院战略的核心要素之一。他们需要给予创新团队充分的自主权和资源支持，鼓励团队成员提出新的创意和项目。

此外，医院还应该提供一个开放和包容的创新环境。鼓励科研人员参与学术交流和合作项目，促进创新成果的共享和交流。医院可以设立专门的创新基金，资助科研人员开展创新项目和探索新的研究方向。

创新文化对医院技术发展的影响是多方面的。首先，它能够激发科研人员的创造力和积极性，促进他们在科研和技术领域取得突破性的成果。其次，创新文化能够带动技术团队的协作和交流，推动科技成果的转化和推广。最后，创新文化的营造还能够吸引更多的高水平科研人员加入医院，为医院的技术发展提供更广阔的人才资源。

三、技术成果转化与推广

技术成果的转化与推广是医院技术发展的关键环节。技术成果转化是指将科研成果转化为实际的应用产品和服务，推广是指将技术成果在医院内部和外部广泛推广和应用。技术成果的转化与推广对于提高医院的技术水平和经济效益具有重要的意义。

技术成果转化面临着现实的挑战。一方面，科研成果需要进一步优化和完善，以满足市场需求和应用要求。医院应该加强与企业和产业界的合作，将科研成果与市场需求对接，提高成果的转化效率和成功率。另一方面，技术转化还涉及知识产权的保护和转让问题。医院应该加强知识产权的管理和运作，确保技术成果的合法权益。

技术成果推广需要医院具备有效的推广渠道和手段。医院可以开展学术交流和展示活动，将技术成果与学术界和产业界广泛对接。此外，医院还可以通过宣传和推广，提高技术成果的知名度和影响力。同时，医院的管理团队应该积极支持技术成果的推广，为科研人员提供必要的资源和支持。

技术成果的转化与推广对医院经济效益的影响也是需要关注的问题。成功的技术转化可以带动医院的产业链发展，增加医院的收入来源。同时，技术成果的推广也可以提高医院的声誉和竞争力，吸引更多的患者和合作伙伴。

综上所述，通过建设高水平的中心实验室，营造鼓励创新的文化氛围，以及加强技术成果的转化与推广，医院将能够不断提升技术水平和创新能力，为患者提供更先进、更有效的医疗服务，同时推动医院在技术领域的持续发展。

第四节　智慧医院建设的实践

智慧医院建设是医院信息化发展的高级阶段，是未来医院发展的必由之路。智慧医院的提出可以追溯到 20 世纪 80 年代末和 90 年代初。1988 年国外就有学者发表讨论智慧医院环境和领域的论文。当时，先进国家多以单个功能应用起步。2009 年，美国医疗健康论坛上首次正式出现智慧医院概念。我国智慧医院建设起步于 2017 年，国务院《新一代人工智能发展规划》提出探索智慧医院建设。2018 年，国内举办智慧医院西湖论坛，标志着我国智慧医院建设走上历史舞台。2018 年，国家卫生健康委印发《医院智慧服务分级评估标准体系（试行）》。2020 年，国家卫生健康委印发《关于进一步完善预约诊疗制度加强智慧医院建设的通知》。可以说，我国智慧医院建设是基于数字医疗需求拉动、国家智慧医院标准启动、信息技术发展推动三个方面而发展起来的。当前，我国智慧医院建设方兴未艾，但存在着概念不清、标准不多、联通不畅、智慧不足、应用不广、评价缺乏等问题，需要理清概念思路、明确目标原则、深刻把握内涵、加强规划建设，促进我国智慧医院又快又好地发展。

一、智慧医院建设的相关概念

（一）几个基本概念

1. 信息化

信息化的概念起源于 60 年代的日本，首先是由日本学者梅棹忠夫提出来的。西方社会 20 世纪 70 年代后期才开始普遍使用"信息社会"和"信息化"的概念。我国首届全国信息化工作会议于 1997 年召开，会议上提出的信息化和国家信息化定义为："信息化是指培育、发展以智能化工具为代表的新的生产力并使之造福于社会的历史过程。国家信息化就是在国家统一规划和组织下，在农业、工业、科学技术、国防及社会生活各个方面应用现代信息技术，深入开发广泛利用信息资源，加速实现国家现代化进程。"实现信息化就要构筑和完善国家信息化体系的 6 个要素，即开发利用信息资源、建设国家信息网络、推进信息技术应用、发展信息技术和产业、培育信息化人才、制定和完善信息化政策。广义的信息化是涵盖信息资源开发和信息技术得到广泛深入应用的一个较长的历史阶段，包括数字化、网络化、智能化、智慧化等。狭义的信息化，主要强调信息资源的系统开发，是在信息技术推动下，信息资源被充分应用到社会各个领域，信息在社会发展过程中起主要作用，意味着信息将成为比物质和能源更为重要的资源。开发和利用信息资源，将逐渐成为发展国民经济建设和科技发展的主要内容。

2. 自动化

自动化指机器设备、系统或过程（生产、管理过程）在没有人或较少人的直接参与下，按照人的要求，经过自动检测、信息处理、分析判断、操纵控制，实现预期的目标的过程。自动化技术广泛用于工业、农业、军事、科学研究、交通运输、商业、医疗、服务和家庭等方面。20 世纪 60 年代以后，由于电子计算机的应用，出现了数控机床、加工中心、机器人、计算机辅助设计、计算机辅助制造、自动化仓库等。

3. 智能化

智能化指由现代通信与信息技术、计算机网络技术、行业技术、智能控制技术汇集而成的针对某一个方面的应用。从感觉到记忆再到思维的过程称为"智慧"，智慧的结果产生了行为和语言，将行为和语言的表达过程称为"能力"，二者合称"智能"。智能一般具有以下特点：一是感知能力；二是记忆和思维能力；三是学习能力和自适应能力；四是行为决策能力。具有上述特点的系统则为智能系统或智能化系统。简单地说，智能化比自动化更高级，智能化是加入了像人一样的智慧的程序，一般能根据多种不同的情况作出不同的反应，而自动化就相对要简单得多，一般会出现几种情况作出同样的反应，多用于重复性的工程中。智能有一定的"自我"判断能力，自动化只是能够按照已经制订的程序工作，没有自我判断能力。

4. 智慧化

智慧化是升级版的智能化。就是人机环境系统之间的交互角色最优化，取长补短、优势互补，除了必要的计算机知识、数学算法外，还应把哲学、心理学、生理学、语言学、人类学、脑科学、社会学、地理学等融为一体。智慧化与智能化相比，有了更高水平的思维能力，就是能够根据系统提供的数据、场景等作出推理、比较、判断，并根据判断结果作出适宜的人性化的反应。

（二）医院信息化

狭义的医院信息化是指利用网络技术、计算机技术和数字技术有机整合医院业务信息和管理信息，实现医院所有信息最大限度地采集、传输、存储、利用、共享，并且实现医院内部资源最有效的利用和业务流程最大限度的优化，建立高度完善的医院信息体系。医院信息化可分为医院临床信息体系、医院运营管理信息体系、医院患者服务信息体系、医院知识管理信息体系、医院后勤保障信息体系、区域医疗协同信息体系、物联网应用信息体系等。每个体系涉及一系列应用系统，如医院运营信息体系主要是围绕医院人流、物流、资金流管理和日常运营相关的子系统，包括 HIS、HRP、OA 等一系列子系统。医院信息化的产出是管理水平的提升、运行效率和效益的提高、业务流程的优化、医疗资源的共享、患者就医感受与满意度的改善。

（三）医院智能化

医院智能化是在狭义的医院信息化基础上，运用现代通信与信息技术、计算机网络技术、行业技术、人工智能控制技术汇集而成的针对某一个方面的智能化应用。医院智能化系统的建设是综合性的医用工程，它是建筑智能化系统的总集成，每一系统又包含丰富的子系统，相互融合，构成了完整的医院智能化系统。只有医院智能化建设才能实现医院数字化的最终目标。对于医院智能化系统分类，目前方法有多种，若按医院智能化子系统的技术类别，可将智能化系统细分为 7 大类子系统，主要包括网络通信系统、安全防范系统、多媒体音视频系统、楼宇自控系统、医疗服务系统（呼叫系统、预约分诊排队系统、整体数字化手术部及手术示教系统、探视系统、母婴匹配与婴幼儿防盗系统、病患定位系统、一卡通系统等）、机房工程、医院信息化应用系统等。

（四）智慧医院

智慧医院是指医院智能化的升级发展，在智能化的基础上有了更多的思维判断功能，部分代替了人脑的功能。智慧医院是综合运用云计算、大数据、物联网、移动互联网、人工智能等信息技术和通信技术手段，感测、分析、整合、感知医院相关信息系统的数据或信息，从而为满足医疗、服务、管理的各种需求作出智能响应。"智慧医院"这个概念被提出以来，全球各地医院都进行了不同探索，把互联网技术、智能技术，包括一些人工智能技术都用在医疗服务的各个领域中。我国在这个领域进行的探索与全球基本同步。智慧医院的总体架构中，以现有网络为基础，集成医院建筑智能化系统和医疗智能化辅助系统，为医院提供安全、舒适、绿色、低碳的医疗环境。同时，采集高科技、自动化的医疗设备和医护工作站所提供的各种诊疗数据，实现就医流程最优化、医疗质量最佳化、工作效率最高化、病历电子化、决策科学化、办公自动化、网络区域化、软件标准化。目前比较普遍的认识误区是把医院信息化、"互联网+医疗健康"都纳入智慧医院范畴；其实，智慧医院是更强调在大数据基础上的具有一定逻辑思维判断能力的医院信息化发展的高级阶段。最直观、最现实的智慧医院就是手术机器人等 AI 技术的广泛应用、辅助诊疗系统日趋成熟，这是智慧医院的两个标志。

（五）智慧医疗

智慧医疗就是医疗服务的智慧化。广义的智慧医疗包括智慧医院系统、区域智慧医疗系统、家庭健康智慧系统三部分。狭义的智慧医疗是指智慧医院内的医疗服务智慧化。从狭义角度认识，可以用智慧医院代替智慧医疗的提法；但从广义的角度认识，智慧医院不能代替智慧医疗。智慧医疗系统包括区域健康信息化智慧平台、区域健康大数据中心、区域医疗健康应用体系。区域医疗健康应用体系包含区域智慧双向转诊系统、区域卫生健康服务绩效智慧评价系统、区域疾病构成和危险因素智慧评估系统、区域电子健康档案智慧应用系统、区域医疗资源指挥调度系统、区域医疗智慧监管系统、区域传染性疾病智慧监测预警系统等。家庭健康智慧系统是立足于家庭提供智慧化医疗健康服务，包括家庭智慧远程医疗服务系统、家庭智慧慢病管理系统、家庭智慧健康监测系统、家庭智慧健康促进指导系统等。

二、智慧医院建设的基本原则及技术

（一）智慧医院建设的基本原则

1. 坚持总体设计并分步实施

世界数十年信息化发展的经验和教训都充分证明坚持信息化建设整体性、系统性原则的重要性和必要性。医院信息化和智慧医院建设同样如此。因此，要把总体架构设计作为智慧医院建设的前提和基础事项，坚持高起点、高标准、高要求，在此基础上结合实际制定实施计划，分步组织实施。在分步实施过程中，要注意先易后难、急用先建、灵活机动，不能脱离实际、因循守旧、故步自封。

2. 坚持标准优先以实现统一规范

数据的标准化、信息化建设的规范化是信息化健康发展的基础和前提，是信息互联互通的基本保障，是体现信息价值的基本要求，是信息处理便捷快速的有效途径，是提高信息系统运行效率的重要保证。健康医疗服务数据标准化、信息系统建设规范化要求更高，其产生的数据性质、特征相较于其他行业的数据有鲜明的特殊性，要更加强调标准化和规范化。这是由行业规律所决定的，也是经过在实践中的经验和教训反复证明了的。因此，在智慧医院建设中，要牢固树立标准优先、统一规范的理念，要坚定不移地落实已经成型的国家标准、行业标准、地方标准，鼓励发展企业标准，努力实现标准的全覆盖，对于数据库、信息系统、数据中心、应用平台等建设相关规范也要不折不扣地加以落实。

3. 坚持以人为本并优化流程

信息化、智慧化都是为了人类生存发展质量的提升，人始终是信息化、智慧化发展的中心。在智慧医院建设中，要始终坚持以人为本、以病人为中心，让病人感受到就医更方便、更快捷、更温馨、更人性化、更可靠；同样也要让医务人员感受到工作更有效率、更有效益。在智慧医院规划设计和建设过程中，要高度重视医院业务流程优化重组。

4. 坚持自主可控以确保安全

医院诊疗数据是高度敏感的个人隐私数据，数据安全是医院信息化、智慧化建设的底线和生命线。当前，医院在数据安全方面存在着病毒侵袭、数据泄露、设备安全漏洞等风险，必须引起高度重视。中国信息通信研究院发布的《2020 数字医疗：疫情防控期间网络安全风险研究报告》显示，受调查的医疗单位中近三成存在数据资产泄露风险，有7080 家单位使用存在公开漏洞的低版本组件服务，占全部观测对象的 44.39%。因此，在医院信息化、智慧化建设过程中，要始终把数据安全放在第一位：加强安全培训，提高安全意识；强化安全标准，规范智慧医院发展；构建安全评估机制，防止系统"带病上线"；建立动态资产库，实现漏洞全生命周期管理。

5. 坚持开放包容并不断创新

信息化发展日新月异。可以说，没有哪个领域的技术更新速度可以与信息技术领域相提并论。在 5G、人工智能、大数据、物联网等新兴技术的推动下，医院信息化、智慧化又将进入新阶段，电子病历的应用、智慧医院的在线化与移动化等发展趋势愈发明显。同时，全球智慧医院发展也将呈现出新技术广泛应用、服务模式突破性创新、应用场景超常规发展的局面。一方面，我们必须秉承开放包容和不断创新的理念，要适应理念和技术发展，注意学习借鉴国内外好做法、好经验；另一方面，要秉承创新是第一动力、人才是第一资源的理论，建设有利于智慧医院不断创新和人才不断涌现的体制机制，为智慧医院建设注入不竭动力。

(二) "智慧医院"建设的核心技术

1. 物联网技术

物联网作为当今信息技术的一个关键组成部分，它不仅仅是一个物理世界，更是一个虚拟世界，它把人类、物体、环境三者联系起来，使它们可以彼此沟通、协作、共享，从而实现对物体的自动识别、跟踪、控制，改变人们的日常生活。物联网技术的关键是智能化，能够实现人际、物理和信息的高效交流，从而提高生活质量和社会效益。物联网技术已经成为"智慧医院"的核心，其具有全面的感知、智能的处理、高可靠性的传输，使医院的运营更加高效、便捷。例如：医院可以利用物联网技术，实现对病历、诊断、治疗、服务等的实时监控；同时，还可以根据病历、诊断、治疗、服务、检查等的条形码，实现自动识别，大大降低了人工介入的风险。使用扫描技术，能够快速、准确地完成对自助报告设备的检查，这样不仅能节省人力、物力，还能提高工作效率。

2. "互联网+"技术

"互联网+"是一种全新的社会模式，它利用互联网技术将各种经济产业有机融合，实现资源的有效配置和集成，为"智慧医院"的发展提供了强有力的支撑。"互联网+"技术的运用更是为"智慧医院"的发展提供了强大的助力，使其发挥出最大的价值。它不仅构建了基础设施，还实现了信息化管理，并且实现了网络化设备的普及。通过利用信息技术构建信息化管理系统和平台，医院可以实时收集、处理和分析内部信息，实现医患双方的交流，同时利用数据分析技术，优化医疗资源的配置，构建一个智能化的医疗体系。

3. 云计算技术

通过利用云计算技术，"智慧医院"能够极大地降低网络中的数据量，建立完善的医疗计算模型，并且拥有一个完备的医疗资源数据库，使患者和医院能够获得更多的、更全面的医疗信息，进一步提高了医疗服务的效率，并且还能够打造安全、高效的云端平台。

4. 大数据应用技术

大数据技术不仅可以收集海量信息，还能通过深入分析和挖掘，将这些信息转化为有价值的数据，从而为决策者提供更多的参考依据，使其能够更好地理解和应用这些信息。利用大数据分析技术创建"智慧医院"，有利于大量的医疗数据的处理，并通过人工智能引擎不断学习和优化来提高诊断准确性。例如：影像检查辅助诊断系统可以帮助医生更好地识别和诊断影像图像中的病灶点。

三、智慧医院建设的实践基础及重点

（一）智慧医院建设的实践基础

1. 拥有科学合理的思维理念

深度感知、认知是对事物发生发展的态势、规律的判断。要做到知识足够丰厚、见识足够丰富，在此基础上才能运用科学合理的逻辑思维，才能准确、深刻地认识事物态势。深度感知已经成为一项具有发展前景人机融合技术。在智慧医院建设中，这一技术是不可或缺的。同时，要在感知的基础上体现科学合理的思维逻辑。这是智慧医院所具有本质特征。无思维，不智慧。在深度感知、认知的基础上，借助知识库、诊疗数据库（如电子病历等）、人口数据库等相关数据，围绕智慧化本质要求，以解决问题为导向，以把握规律为根本要求，针对具体应用需求，设计具有科学合理思维逻辑的功能软件模块，以实现智慧化应用目标。

2. 具有扎实可靠的软硬件基础

基础不牢，地动山摇。智慧医院建设必须首先解决医院信息化六大软硬件基础问题：一是严格的标准化、规范化，严格执行国家和省或区域信息化数据标准和规范。二是建设医院数据库和数据中心，包括结构化的门急诊和住院电子病历、人财物等资源数据库、可共享的区域居民电子健康档案库、医疗服务和医保服务要素数据库（药品、耗材、病种、服务项目等数据库）、医疗和医院相关知识库、大数据中心（自建和区域集中建设）。三是建设标准化、系统化、模块化业务应用系统，包括 HIS、LIS、PACS、HRP、OA 等。四是成熟方便的终端应用，如一站式服务应用系统、友好方便的各类工作站、预约挂号系统等。五是可靠的院内数据中心和集成平台。六是稳定可靠的信息和网络安全保障。

3. 实现广泛可靠的互联互通

一是必须实现院内通，就是医院产生的所有信息流都能通过医院集成平台在各子系统中顺畅可靠地互联互通。二是必须实现院外系统内通、区域系统内通，主要借助区域卫生健康信息平台，实现与基层医疗卫生机构的互联互通，共享基层和平台数据。三是系统外的智能互联，包括通过移动互联与所需的医疗保险方（基本医疗保险、商业医疗保险等）及医院和健康服务可能相关的其他各方的互联互通，如与公安、征信、通信、金融、统计、审计等机构的按需互联互通。

4. 具有科学合理的流程设计

医院流程相当丰富、复杂，有基于患者的就诊业务流程，有基于医务人员的医疗服务供给业务流程，有基于各类管理人员的管理业务流程，有基于资源和物品流向的物资流程，有基于经营管理的财务现金流程等。科学合理设计医院各类流程就是智慧医院建设重要的前提和基础，要避免把不科学、不合理的流程用信息化、智能化、智慧化手段固化下来。

5. 坚持预防为主

首先，医院是疾病预防的前沿阵地，也是医防融合的主阵地。智慧医院建设必须运用智能化、智慧化手段方法，提高传染病监测预检能力，提高对慢性非传染性疾病的分析评估能力，提高对 2 大类疾病诊疗规范指导能力。

其次，医疗质量安全监管、医院安全生产、医疗纠纷管理、医院感染管理等方面，都是智慧医院建设的重要内容。

6. 保证远程响应快捷可靠

远程互联网+医疗健康服务是智慧医院不可或缺的组成部分。在智慧医院建设中，远程医疗、远程会诊、远程心电、远程影像、远程病理、远程教育指导、远程健康干预等系统建设要纳入其中，并更多应用智能化、智慧化技术，实现远程响应的快捷可靠。

7. 保证监督管理及时精准

智慧监管是医院内部监管和外部监管的发展方向，主要特点是通过医院集成平台，能实时获取各种运行数据，通过智能化、智慧化数据分析报告及监测预警，实现实时、连续、真实呈现现状和问题，从而实现及时、精准的监督管理。

（二）当前智慧医院建设重点

第一，完善医院信息化基础工程。在标准化、规范化前提下，高标准、高水平建设HIS 等业务系统和电子病历等数据库，建设医院内集成平台、大数据中心，建设高分辨率版 HRP 系统。

第二，实现医院智慧化基础性功能。2019 年国家卫生健康委发布的《关于印发医院智慧服务分级评估标准体系（试行）的通知》中提出了智慧医院评估的 5 个类别共 17 个评估项目要求，明确提出要在智慧服务、智慧医疗、智慧管理 3 个方面进一步加强智慧医院建设的要求。这些基础性功能是必须实现的，否则就谈不上智慧医院建设。

第三，加强智慧医院顶层设计。坚持统一顶层设计，分步分类实施原则。要加强框架体系建设，采取循序渐进的策略，立足整体，辐射局部。目前，智慧医院建设尚无权威、统一、明确的技术标准，不同医院对智慧医院的需求具有认知层次上和维度上的差异性。因此，细化建设标准，形成科学完备的智慧医院顶层设计，自上而下地加强智慧医院建设指导，是当下推动智慧医院建设发展的重点之一。

第四，开发应用成熟定型的智能化、智慧化健康产品。推广应用人工智能治疗新模式、新手段，建立快速、精准的智能医疗体系；开发应用人机协同的手术机器人、智能诊疗助手，研发柔性可穿戴、生物兼容的生理监测系统，研发人机协同临床智能诊疗方案，实现智能影像识别、病理分型和智能多学科会诊。依托大数据，通过一定标准、规范和规则，围绕患者的诊疗和健康管理，将分布在不同业务系统、生产系统的临床数据进行归集、转换与整合，并进行统一管理；充分利用好数据资源，为医院管理者提供发展所需的决策支持。

第五，抓好"互联网+"惠民便民建设。运用"小切口"，应用智慧化模块，让人民群众能切身感受到服务模式的变化。促进传统单一线下就医模式逐步向以居民为核心、线上线下相结合的连续全程就医模式转变。利用信息技术优化医疗服务流程，拓展医疗服务空间，逐步实现在线健康咨询、复诊、用药指导、心理与健康状况评估、接种预约等服务。基于全民健康信息平台，加快推进惠民应用，包括但不限于预约挂号、智能导诊、双向转诊、检验检查报告查询、出院患者随访服务、出院患者膳食指南、新农合结算服务、生育登记网上办理、计划生育服务和指导、贫困人口健康信息服务等，让"数据多跑路，居民少跑腿"。

第六，必须依托健康产业的强力推动。智慧医院既是健康产业产品的终端应用主体，也是健康产业产品的发端之地。一方面，能够将成熟的智能化、智慧化电子健康产品广泛应用于临床，包括智能化、智慧化的先进医疗器械，如手术机器人等，也包括穿戴式等多种形式的电子健康产品。另一方面，根据临床需求，加强临床创新研究，加强社会合作，不断创造出新的智能化、智慧化健康产品。

四、智慧医院未来发展趋势分析

（一）新基建驱动智慧医院建设

在新基建时代下，以5G、大数据、云计算、互联网、人工智能为代表的新技术渗透到人们的日常生活中，推动着社会经济的发展。根据智慧医院的内涵，未来智慧医院建设发展仍将围绕智慧医疗、智慧管理和智慧服务进行。

1. 发展智慧医疗

建设面向医护人员的智慧医疗，其主要目的是提高医护人员的诊疗效率及诊疗质量、提升医院管理者精细化管理和精准决策水平，从而更好地服务患者。

基于新基建的技术赋能，围绕数据整合、抽取、清洗、标准化的医院信息集成平台和大数据中心将为智慧化医疗决策提供基石；以人工智能为核心，通过数据挖掘和深度学习辅助临床诊断；在5G技术的支持下，远程控制机器人手术、远程超声诊断、5G智慧急救等成为新的趋势。

2. 医院的智慧管理

医院的智慧管理包含后勤管理、医疗管理、科教管理、运营管理、人力资源管理等。根据信息化、智能化技术的发展趋势，未来医院智慧管理必将是利用自动化的设备及系统平台实现高效的院内运营管理。例如：借助无线视频识别（RFID）为核心的物联网感知技术可以实现设备的实时定位追踪，从而强化院内设备的精细化管理；人工智能和大数据驱动的智慧物流系统可有效缓解医疗物品运输效率低下、人流与物流交叉等问题。

在院内运营管理方面，根据医生潜在的手术时间要求，借助大数据分析自动整合分散的手术时间，形成合理的手术排班，不仅能够为管理人员的工作提供便捷，同时还可以减少手术间的空置时间。在智慧后勤管理系统的基础上集成的智慧运营中心（Intelligent Operations Center，IOC）成为智慧医院管理的帮手，将医院运营管理的所有相关信息集成在一个平台上，为管理者呈现整个院区的运营情况，可对突发事件进行快速响应，迅速形成应急调度和指挥方案，这将成为未来智慧管理发展的重要趋势。

3. 医院的智慧服务

我国社会的人口老龄化趋势将越来越明显。为了解决我国医疗资源的供需矛盾、提升医疗服务的效率，未来的健康医疗服务体系将以患者的全生命周期健康管理为发展方向。它的实现依赖于医院对诊疗全流程的建设布局，须通过物联网、大数据等技术搭建覆盖"诊前、诊中、诊后"的全流程诊疗服务体系。

诊前，患者可利用互联网平台在移动端或电脑端进行院前咨询、精准预约、自助查看预约结果；诊中，基于语音识别、人脸识别、定位导航等技术和互动式医疗服务机器人，可为就诊者提供医疗健康知识咨询、预约分诊、康复指导、院内环境消毒等服务；诊后，为患者提供康复随诊、远程答疑等延伸服务，从而形成集预防、诊治、康复、慢病管理、远程随访、临终关怀于一体的智慧服务，实现面向患者的全生命周期健康管理。

（二）跨院区、跨机构、跨区域的新型医院建设

在疫情防控常态化的形势下，智慧医院的建设将加强和疫情防控的深入结合，将疫情防控各环节融入智慧医院的建设中，尤其要打破不同院区、不同机构、不同区域之间的医疗信息共享的障碍。

未来医院将借助智能化手段重新构建新的产业结构，形成新型的医疗联合体。它不同于传统的智慧医疗园区，根据参与主体多少可以分为小型医疗联合体、中型医疗联合体和大型医疗联合体。参与的主体涵盖药企、医疗器械企业、保险公司、研发机构等，以信息技术为手段，健全信息集成平台、医院大数据中心、知识库等，确保可以实现不同院区、机构和区域间的资源共享。

参考文献

［1］H. 克尔特曼，文化研究的方法论和对文化的唯心主义观点的批判［J］. 苏联《近代史和现代史》杂志，1973，3：42.

［2］蔡虹绯. 基于人本理念的医院文化建设路径探析［J］. 东方企业文化，2015（13）：29.

［3］蔡林，李小民，胡蓉等. 基于"患者需求至上"服务理念下的医院文化建设措施［J］. 江苏卫生事业管理，2017，28（04）：98-99.

［4］曹建文，刘越泽. 医院管理学［M］. 上海：复旦大学出版社，2010.

［5］曾贵. 中西方比较视角下的文化本质探讨［J］. 创新，2011，5（1）：116-120.

［6］陈国红. 医院服务品质管理体系构建的探索与实践［J］. 中国卫生标准管理，2020，11（06）：47-49.

［7］董军，刘亚平，周亚春等. 推进医院质量管理体系建设［J］. 中国医疗管理科学，2014，4（01）：42-46.

［8］范义东. 医院信息管理体系构建的探讨［J］. 中医药管理杂志，2021，29（04）：173-174.

［9］葛芹燕. 新形势下医院经济管理模式创新研究［J］. 中国乡镇企业会计，2023（04）：130-132.

［10］韩斌斌，张军华. 医院成本管理研究［M］. 北京：经济管理出版社，2013.

［11］蒋飞. 现代医院管理精要［M］. 北京：科学技术文献出版社，2019.

［12］金玲. 医院财务管理理论与实务［M］. 北京：中国财政经济出版社，2010.

［13］李东. 现代医院文化建设研究［D］. 南宁：广西大学，2007.

［14］李芳哲. 基于 C 管理模式的医院管理体系构建［J］. 当代医学，2014，20（36）：12-13.

［15］李惠新. 医院文化建设的策划与实施方案探讨［J］. 中国医药导报，2009，6（04）：125+128.

［16］李建农，蒋冬梅，树立大文化理念，推进医院文化建设［J］. 医院管理论坛，2003，30（1）：27-28.

［17］李少冬. 关于智慧医院建设若干问题的思考［J］. 中国医疗管理科学，2023，13（02）：4-9.

[18] 李婷. 医院精细化管理的实践与体会 [J]. 中国科技投资, 2021 (22): 91-92.

[19] 刘波. 新形势下经济管理模式的改革与创新 [J]. 管理观察, 2019 (32): 38 -39.

[20] 刘麒麟, 王婷. "互联网+" 时代下智慧医院的建设实践 [J]. 医学信息, 2021, 34 (18): 13-15.

[21] 刘秋华, 高长林, 丁长明. 现代医院文化建设的分析与思考 [J]. 中国农村卫生事业管理, 2012, 32 (03): 248-250.

[22] 彭涛. 医院信息管理体系的构建思路探讨 [J]. 数字通信世界, 2017 (11): 256.

[23] 尚国芹. 企业管理理念在医院文化建设中的应用 [J]. 活力, 2021 (20): 135 -136.

[24] 石朝凯, 王易林, 徐宏等. 新医改形势下医院质量管理体系的问题与对策 [J]. 中国医疗设备, 2021, 36 (12): 134-138.

[25] 史存喜. 浅谈人本理念的医院文化建设途径 [J]. 现代国企研究, 2017 (08): 271.

[26] 宋雪. 智慧医院建设发展趋势及思路分析 [J]. 中国医院建筑与装备, 2023, 24 (03): 95-98.

[27] 孙德卿, 张婧, 陈琦, 王跃. 新时期医院医疗设备档案管理策略 [J]. 生物医学工程学进展, 2020, 41 (01): 52-54+62.

[28] 孙庆, 张克球, 李健等. 精细化管理理念下的医院文化建设的意义分析 [J]. 临床医药文献电子杂志, 2018, 5 (82): 191.

[29] 唐丽琴. 医用耗材的档案管理途径探究 [J]. 办公室业务, 2016 (17): 85+87.

[30] 涂远超. 医院经济运营内部控制实务: 建立现代医院管理制度的实现路径 [M]. 北京: 电子工业出版社, 2017.

[31] 王辰. 推动现代医院管理体系建设 [J]. 中国医院院长, 2015 (Z1): 138-139.

[32] 王攀. "互联网+" 时代下智慧医院建设的实践和思考 [J]. 滁州职业技术学院学报, 2020, 19 (01): 62-65.

[33] 王远谋. 现代医院文化建设浅探 [J]. 文教资料, 2018 (21): 44-45.

[34] 夏浩. 新时期医院文化建设的核心理念与有效路径 [J]. 企业改革与管理, 2016 (06): 182.

[35] 夏浩. 新时期医院文化建设的重要性及构建策略初论 [J]. 大家健康 (学术版), 2014, 8 (23): 308.

[36] 夏萍, 吴凡伟, 赵云. 医院文化建设与文化管理 [M]. 广州: 中山大学出版

社，2014.

[37] 向海平，郭娜娜. 基于人本理念的医院文化建设途径探讨 [J]. 医学与社会，2013，26（02）：32-33.

[38] 徐元元，田立启，侯常敏，等. 医院经济运行分析 [M]. 北京：企业管理出版社，2018.

[39] 徐元元，田立启，侯常敏. 医院全面预算管理 [M]. 北京：企业管理出版社，2014.

[40] 杨丹婷. 医院档案在医院文化建设中的重要性分析 [J]. 赤子（上中旬），2017（02）：164.

[41] 张德. 企业文化建设（2版）[M]. 北京：清华大学出版社，2009.

[42] 张岚，郭文博，王飞雪. 新医院财务管理 [M]. 北京：中国财政经济出版社，2014.

[43] 张岚. 实用医院财务管理 [M]. 成都：西南财经大学出版社，2006.

[44] 张男. 浅析医院文化建设在医院管理中的重要性 [J]. 中国卫生产业，2019，16（20）：195-196.

[45] 赵棠. 数字化医院经济管理模式研究与实践 [J]. 经济师，2022（12）：256+259.

[46] 赵长水，张军华，韩斌斌. 医院成本管理研究 [M]. 北京：经济管理出版社，2013.

[47] 周立冬，刘庆，刘爱兵等. 综合性医院中心实验室建设与管理探索 [J]. 中华灾害救援医学，2014，2（02）：107-109.

[48] 邹广文. 文化、文化本质与文化变迁 [J]. 中共天津市委党校学报，2004（4）：50-54.

[49] 邹文魁. "互联网+"时代智慧医院的建设实践研究 [J]. 科技资讯，2023，21（13）：249-252.